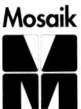

Sabine Schwabenthan • Vivian Weigert

»Damit Ihr Kind sich wohlfühlt«

Natürliche Heilmittel für Kinder

Wickel • Kompressen
Kräuter-Rezepte • Packungen
Güsse und Bäder

Mosaik Verlag

Fotonachweis:
Picture Press/Raith: Seite 65
Norbert Schäfer Pictures: Seite 33, 39, 48, 55, 82, 141, 155
Transglobe Agency/Dagmar Fabricius: Seite 7, Jerrican: Seite 113

Der Mosaik Verlag ist ein Unternehmen
der Verlagsgruppe Bertelsmann
© 1996 Mosaik Verlag GmbH, München/5 4 3 2 1
Redaktion: Monika König
Umschlaggestaltung: Martina Eisele
Umschlagfoto: Transglobe Agency, Jerrican, Nr. 0149
Layoutentwurf: Rita Gerstenbrand
Layoutdurchführung: Marina Faggioli-Herold
Druck und Bindung: Mateu Cromo, Pinto
ISBN: 3-576-10606-5
Printed in Spain

Vorwort

Für dieses Buch wurden viele bewährte, aber auch ungewöhnliche und zu Unrecht in Vergessenheit geratene Hausmittel zusammengetragen, die die Pflege und ärztliche Behandlung von Kindern wohltuend unterstützen. So entstand eine Fundgrube alterprobter Rezepte, die vor wenigen Generationen noch von der Großmutter an die Mutter und von der Mutter an die Tochter weitergegeben wurden: wie man mit einfachen, natürlichen Mitteln seinem Kind durch Krisenzeiten helfen kann. Ob es darum geht, Krankheiten zu verhüten oder zu erleichtern, leichte Verletzungen zu behandeln oder auch die seelischen Nöte der Kindheit, die sogenannten Wachstumsschmerzen, aufzufangen – mit diesem Buch haben Sie einen übersichtlichen Ratgeber in der Hand. Die natürlichen Heilmethoden – ob Kräuterbehandlung oder Wasseranwendung – werden zu Recht heute wiederentdeckt. Das heißt nicht, daß Sie ärztliche Behandlung ersetzen können, wo diese notwendig ist. Aber sie bieten eine wohltuende Unterstützung und Begleitung der medizinischen Maßnahmen. In diesem Lexikon werden Sie viele Rezepte aus Kräutern, Wurzeln und Beeren finden. Sie erfahren auch, wie man Salben, Öle und Tinkturen selbst herstellen kann. Um den Umgang mit den Rezepten zu erleichtern, sind hier die wesentlichen Formen der Zubereitung vorweg erklärt.

Absud: Hierfür wird das Kraut mit kaltem Wasser angesetzt und im geschlossenen Topf eine Zeitlang erhitzt oder gekocht, je nach Vorschrift. Ein Absud, mitunter auch Abkochung genannt, kann auch für Bäder verwendet werden.

Aufguß: Dies ist im Grunde die klassische Art der Teezubereitung, bei der kochendes Wasser über die

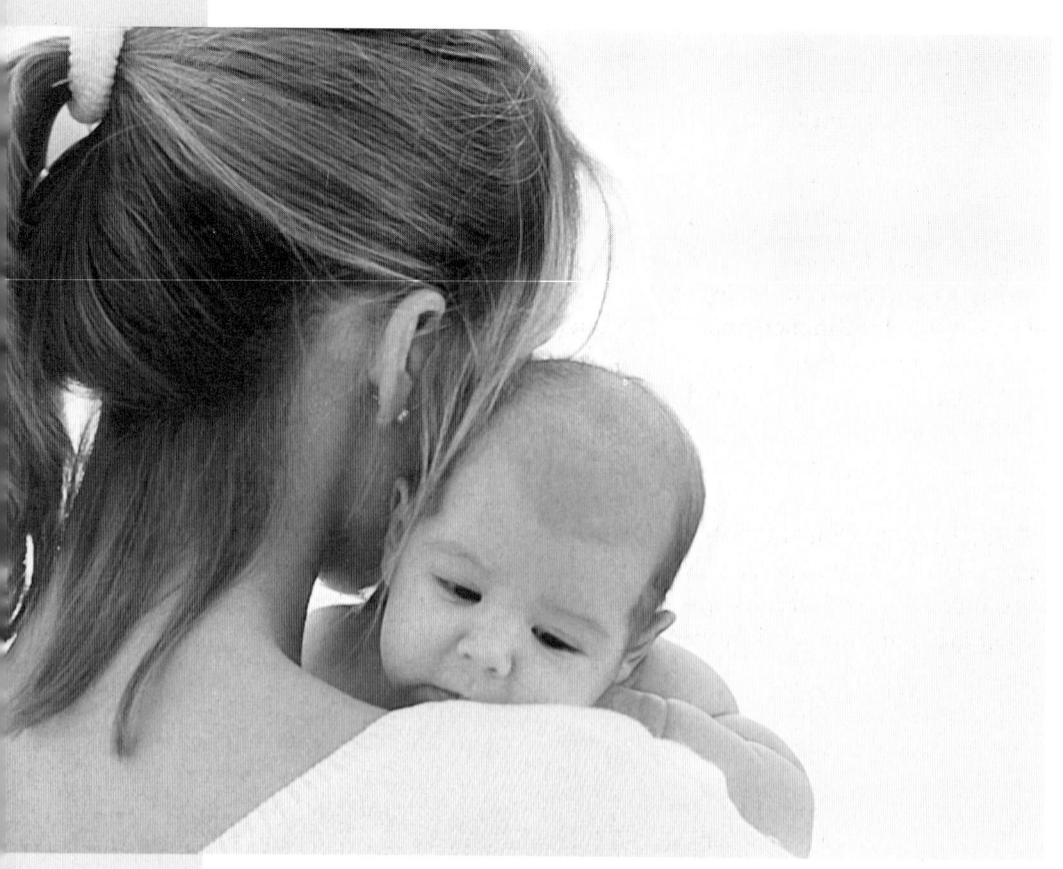

Pflanze gegossen wird. Je nach Rezept läßt man sie ca. zehn bis fünfzehn Minuten bedeckt ziehen und seiht dann ab.

Öl: Hierfür wird die Pflanze (meistens die Blüten) in einer hellen Flasche mit Öl angesetzt. Die Flasche bleibt eine gewisse Zeit möglichst bei direkter Sonneneinwirkung stehen und wird öfter geschüttelt. Nach Ablauf der angegebenen Frist wird das Öl gefiltert und in einer dunklen Flasche kühl aufbewahrt.

Salbe: Bei der klassischen Salbenzubereitung wird das angegebene Fett geschmolzen und die zerkleinerte Pflanze darin unter Hitzeeinwirkung eine Weile gerührt. Danach wird das Fett durch ein Tuch abgesiht, man läßt es erkalten und bekommt so eine gebrauchsfertige Salbe. Aber auch aus Öl kann man durch Einrühren von Wachs Salbe herstellen.

Tinktur: Das ist ein Alkoholauszug aus einer Pflanze. Je nach Vorschrift wird die Pflanze in einer dunklen Flasche mit Alkohol angesetzt und bleibt bei Zimmertemperatur an einem dunklen Ort stehen. Nach einer gewissen Zeit wird der Alkohol gefiltert und ergibt so die gebrauchsfertige Tinktur.

Tee: Als Faustregel für die Zubereitung gilt: 1 Tasse kochendes Wasser über 1 Teelöffel der gewünschten, zerkleinerten Pflanze (getrocknet oder frisch) gießen, bedeckt zehn Minuten ziehen lassen und abseihen. In besonderen Fällen (je nach Angabe) kann es aber auch notwendig sein, die Pflanze im Wasser sieden zu lassen beziehungsweise aufzukochen oder aber auch nur für einige Stunden im kalten Wasser ziehen zu lassen. Im letzteren Fall wird der Tee erst nach dem Abseihen erwärmt.

Alle angegebenen Kräuter kann man in jeder Apotheke und in speziellen Kräuterläden kaufen. Die empfohlenen Mischungen kann man sich bereits dort gebrauchsfertig herstellen lassen.

KRAKÖ

VITAMIN C UND ECHINACEA stärken das Immunsystem

EINE NATÜRLICHE HEILMETHODE für körperliche und seelische Störungen

Abwehrkraft

In früheren Zeiten hing man Büschel geweihter Kräuter über Türen und Kinderbetten, um Krankheiten abzuwehren, vor allem Mistel und Quendel. Der Quendel ist eine bei uns wildwachsende Thymianart, und man weiß heute, daß er tatsächlich blutstillende und keimtötende Stoffe enthält, die besonders im Hals und im Darm wirken.

Immer dann, wenn Ansteckung droht, kann man dem Kind Quendeltee zubereiten (siehe Kasten). Für größere Kinder ist rohes Sauerkraut oder Sauerkrautsaft (möglichst organisch) ein gutes abwehrstärkendes Mittel. Er enthält viel Vitamin C und Milchsäurebakterien, die zu einer gesunden Darmflora beitragen und somit das Immunsystem stärken.

WENN ANSTECKUNG DROHT
Quendeltee trinken.
1 Teelöffel des getrockneten Krauts mit 1 Tasse kochendem Wasser überbrühen, zugedeckt 10 Minuten ziehen lassen, abseihen. Geben Sie den Tee warm und schwach gesüßt.

Auch Echinacea, ein Extrakt aus dem Amerikanischen Sonnenhut fördert die Immunität (als Kapseln, Saft oder Tropfen, Apotheke). Diese Pflanze wurde schon von den Indianern zur Wundheilung und zur Abwehr von Krankheiten eingenommen.

Akupressur

Seit mehr als viertausend Jahren gehört die Akupressur zur chinesischen Medizin.

Sie ist eine Heilmetode, die schmerzlos körperliche und seelische Störungen behandelt und sich auf die Vorstellung gründet, daß der menschliche Organismus ein Energiesystem sei, in dem sich verschiedene Energieleitbahnen (Meridiane) unterscheiden lassen.

Diesen Bahnen werden verschiedene Funktionsbereiche zugeordnet. So gibt es etwa einen Meridian, der den inneren Organen Herz, Milz, Leber und Niere entspricht. Ähnlich dem Blutkreislauf gibt es nach Vorstellung der Chinesen einen Energiekreislauf durch die Meridiane. Dieser Kreislauf unterliegt jedoch Schwankungen, bedingt durch äußere und innere Faktoren wie Wetter, Jahreszeit oder aber Krankheit und Konstitution. Auf den Meridianen gibt es bestimmte

Punkte, an denen die Energie eintritt, austritt und sich mit anderen Meridianen kreuzt. Hier kann die Energie verstärkend oder abschwächend beeinflußt werden.
Relativ rasch kann man sich den Verlauf der Energiebahnen und die Anordnung der wichtigsten Punkte einprägen (beziehungsweise nachschlagen). So gewinnt man die Grundlage für eine Behandlung durch Massage oder Druck (Akupressur).
Als Beispiel sei ein Punkt angeführt, dessen sanfte Massage schon bei Säuglingen oft überraschende Effekte bei Verdauungsbeschwerden zeigt: Die Haut zwischen Daumenballen und Zeigefinger mit kreisenden Bewegungen massieren und kneten.
Da bei Akupressur nicht einzelne Symptome, sondern immer funktionell verbundene Bereiche behandelt werden, wirkt die Massage des eben beschriebenen Punktes zum Beispiel auch bei Schnupfen. Insbesondere bei der Behandlung sehr kleiner Kinder, die nicht gerne Medikamente einnehmen, ist die Druckpunktmassage eine sehr hilfreiche Methode.

Allergie

Es gibt ca. 25 Millionen Allergiker in Deutschland, und immer häufiger leiden schon Säuglinge und Kleinkinder an Allergien wie Neurodermitis, Asthma, Koliken. Immer wenn es über längere Zeit zu hartnäckigem Ausschlag oder Wundsein kommt, sollte man prüfen, ob nicht eine Allergie vorliegt.
Merken Sie zum Beispiel, daß Ihr Baby auf bestimmte Waschmittel oder Windelsorten mit allergischen Hautausschlägen reagiert, sollten Sie natürlich auf andere Marken umstellen. Die akuten Beschwerden lassen sich oft durch ein Salbeibad lindern: 1 Tasse getrockneten Salbei mit 1/2 Liter kochendem Wasser überbrühen, fünfzehn Minuten bedeckt ziehen lassen, abseihen und dem Badewasser zusetzen.
Oder: Tupfen Sie das Baby sanft mit Hamameliswasser (Apotheke) ab, das Sie mit einem Wattebausch auftragen. Bei Allergien der Haut hilft oft Calendulasalbe oder auch verdünnte Calendulatinktur zum Betupfen, denn man soll die Haut nicht von außen »überfetten«.
Auch Nahrungsmittelallergien nehmen rasant zu, immer häufiger besteht eine Unverträglichkeit von Milch oder Weizen. Ein Allergietest, den manche Kliniken durchführen, wird Klarheit geben können. Nachteil: Oft müßte

DIE HAUT ZWISCHEN DAUMENBALLEN und Zeigefinger mit kreisenden Bewegungen massieren und kneten

BEI HAUTALLERGIEN: Hamameliswasser, Calendulasalbe

BEI ALLERGIE im Säuglingsalter: so lange wie möglich stillen

EINE TEE-KUR mit Melisse und Johanniskraut hilft ängstlichen Kindern

man schon fast alles Eßbare weglassen, um die gefundenen Allergene zu vermeiden. Spezialisten raten inzwischen eher zur gründlichen »Darmsanierung«, da die jeweiligen Auslöser ja nicht die Ursache für die Allergie sind – die liegt vielmehr darin, daß der Stoffwechsel des Körpers aus dem Gleis geraten ist, was sich vor allem in der Darmflora niederschlägt. Bei der Heildiät wird auf tierisches Eiweiß (Fleisch und Milch), Soja, Weizen, Zucker und denaturierte Nahrungsmittel verzichtet. Bei Allergie im Säuglingsalter soll so lange wie möglich gestillt werden, wobei die Mutter allerdings die Heildiät und vielleicht auch eine sogenannte »Darmsymbioselenkung« durchführt.

Oft empfiehlt es sich, eine konstitutionelle homöopathische Behandlung parallel laufen zu lassen. Bei Allergikern in der Familie ist es das beste, bereits in der Schwangerschaft und vielleicht sogar schon davor mit diesen Präventivmaßnahmen zu beginnen.

Angst

Ein verängstigtes Kind in den Armen zu wiegen ist sicher zunächst die beste Medizin.

Doch wenn der erste Schreck vorbei ist, können Sie dem Kind mit Kräutertee helfen, sein seelisches Gleichgewicht wiederzufinden. Auf Melisse und Johanniskraut – zu gleichen Teilen gemischt – gibt man kochendes Wasser (2 Eßlöffel auf 1/2 Liter), läßt den Aufguß fünfzehn Minuten bedeckt ziehen und gibt dem Kind 1 bis 2 Tassen zur Beruhigung. Dieser Tee ist auch gut zu einer längeren Kur geeignet (zwei bis drei Wochen), um allgemein ängstliche Kinder zu stabilisieren (siehe *Nerven*).

Nach großem Schrecken, Schock oder Alpträumen helfen Bach-Blüten-Notfalltropfen.

Leichter, aber ebenfalls zuverlässig wirkt bei einem verängstigten Kleinkind der Duft von Lavendel – ein mit Lavendelöl beträufeltes Tuch unter das Laken breiten, auf dem das Kleine mit dem Kopf liegt. Auch nervöse Säuglinge schlafen damit spürbar besser.

Apfel

Der Apfel steht bei Kindern hoch im Kurs – die meisten essen ihn gern. Auch seine Wirkung als Heilpflanze ist unbestritten: Er stärkt die Nerven, lindert Entzündungen, führt ab, stopft aber auch und fördert ganz allgemein den Stoffwechsel. Zu Heilzwecken kommt nur ungespritztes und unbehandeltes Obst in Frage. Der

Genuß von Äpfeln zeigt bei Verdauungsstörungen – bei Verstopfung wie auch bei Durchfall – oft erstaunliche Wirkung. Dabei wirken gekochte oder gebratene Äpfel abführend, roh auf einer Glasreibe geriebene, die braun geworden sind, stopfend.

Den Kleinen gibt man frischen Apfeltee: 1 mittelgroßer Apfel wird in kleine Stücke geschnitten und mit 1/2 Liter kochendem Wasser übergossen. Anschließend zwei Stunden ziehen lassen und abseihen. Apfeltee kann gut im Fläschchen gegeben werden. Er hilft auch bei Erkältungen. Tee aus getrockneten Apfelschalen (nur ungespritzte Früchte verwenden!) ist ein gutes Mittel bei Nervosität und Bronchialbeschwerden (1/4 Liter kochendes Wasser auf 1 Teelöffel, zwanzig Minuten ziehen lassen).

Apfelmus vertragen schon sehr kleine Kinder ab ca. fünf bis sechs Monaten (vorher werden Babys nach Genuß von Apfelmus manchmal wund). Es fördert den gesamten Stoffwechsel und ist besonders gut für Magen, Darm und Nieren.

Ein Stück Apfel, roh auf der Glasreibe gerieben, ist genau wie Möhren als erste Zusatzkost bei Babys beliebt. Dabei ist nur darauf zu achten, daß man eine Sorte nimmt, die in geriebenem Zustand nicht sofort bräunt, sonst könnte das Baby Verstopfung bekommen.

Appetit

Der Appetit eines Kindes ist mal größer und mal kleiner, immer entsprechend seiner jeweiligen Wachstumsphase. Auch worauf es Appetit hat, ist von Natur aus dem angemessen, was sein Körper für seine gesunde Entwicklung gerade braucht.

Denn unser Appetit mit all seinen Launen ist tatsächlich ein komplexes System, mit dem unser Organismus dafür sorgen will, daß die Nährstoffe in unserem Essen optimal die jeweiligen Bedürfnisse unseres Stoffwechsels erfüllen. Im Grunde ist unsere Lust auf Essen ein sensibler Regelmechanismus, der, wie Wissenschaftler heute vermuten, hauptsächlich von »Meßfühlern« im Verdauungstrakt, vor allem in der Leber, gesteuert wird. So erklären sich kindliche Vorlieben und Gelüste normalerweise mit ganz spezifischen, individuellen Stoffwechselmerkmalen. Bei einem Versuch an Kindern, die ihr Essen völlig unbeeinflußt von einem großen Tablett mit allen natürlichen Nahrungsmitteln wählen konnten,

FRISCHER APFELTEE für die ganz Kleinen

UNSER APPETIT ist ein komplexes System

KINDER BRAUCHEN keine speziell für sie hergestellten Nahrungsmittel

zeigte sich, daß beispielsweise ein Kind mit wenig Magensäure am liebsten saure Sachen aß, die wiederum ein anderes Kind ganz ignorierte – es besaß sehr viel Magensäure. Oder: Ein rachitiskrankes Kind aß (freiwillig!) bitteren Lebertran, aber nur so lange, bis seine Krankheit geheilt war. Bei der »Speisenkarte« der Kinder würde sich freilich den meisten Müttern der Magen umdrehen: Da gab es Orangensaft und Leber zum Frühstück; ein paar Eier, Bananen und Milch zu Mittag und vielleicht Fisch, Bananen, Tomaten und Orangen zum Abendessen. Alle Kinder waren nach Ablauf der sechs- bis zwölfmonatigen Studien vorbildlich ernährt. Die Leiterin, die amerikanische Kinderärztin Dr. Clara Davis, wies allerdings darauf hin, daß diese Appetitsteuerung bei einem Überangebot an Nahrungsmitteln, die ihre natürlichen Inhaltsstoffe verloren haben, nach einiger Zeit versagen muß.

Fazit: Kinder brauchen keine speziell für sie gemachten Nahrungsmittel, wie uns die Industrie glauben machen möchte. (Die einzig nötige Ausnahme hat die Natur vorgesehen: Muttermilch.) Im Gegenteil, solange ein Kind von klein auf unter einer Auswahl vollwertiger Lebensmittel wählen kann und sein gesunder Appetit nicht von zuviel Kost aus Gläschen und bunten Packungen verdorben worden ist, sollte man sich um seine richtige Ernährung kaum Sorgen machen müssen (siehe *Süßigkeiten*).

> **POMERANZEN MIT IHREM FRISCHEN DUFT** steigern die Eßlust und regen die Verdauungssäfte an. Wenn das Kind den Tee aus Pomeranzenschalen nicht mag (er ist ein wenig bitter), probieren Sie es mal so: Bieten Sie ihm 20 Tropfen Pomeranzentinktur in einem Schnapsgläschen voll Wasser an, und zwar eine halbe Stunde vor dem Essen.

Arnika

Seit Jahrhunderten ist diese schöne Blume als Heilpflanze geschätzt und beliebt: Man findet sie überwiegend in Gebirgs- und Vorgebirgslagen, sie ist aber in Deutschland wegen ihrer Seltenheit geschützt.

Arnikatinktur, die man in der Apotheke bekommt, gehört zu den vielseitigsten Hausmitteln. In der Kinderheilkunde wird sie nur äußerlich verwendet: bei Quetschungen, Verstauchungen, Verrenkungen, Blutergüssen. Man tränkt ein Leinentüchlein mit ver-

BEI QUETSCHUNGEN, Verstauchungen und Blutergüssen hilft verdünnte Arnikatinktur

dünnter Arnikatinktur (im Verhältnis 1:9 in lauwarmem Wasser) und legt es tagsüber auf die entsprechende Hautpartie. Die Kompresse mit einer Mullbinde befestigen und eventuell durch Beträufeln feucht halten.

Arnika ist auch als 10prozentige Salbe erhältlich (Apotheke) und für die gleichen Anwendungsgebiete wie die Kompressen verwendbar.

Da Arnika von manchen Menschen nicht vertragen wird, empfiehlt es sich, vorher mit einem Tropfen verdünnter Tinktur zu prüfen, ob die Haut des Kindes das Mittel verträgt. Falls sie sich stark rötet und/oder Pusteln auftreten, sollte man lieber zu anderen Kräutern greifen.

Auch bei Heiserkeit und Halsweh hilft Arnika. Kinder gurgeln mit warmem Wasser, wobei einer Tasse Wasser 5 bis 10 Tropfen Arnikatinktur zugesetzt werden, oder machen Spülungen mit Tee.

Atem

Für Kinder, die öfter mal in Atemnot geraten (Bronchitis, Asthma, Krupphusten), ist das Thymian-Kräuterbad eine Wohltat.

Man kann es zusätzlich zu den vom Arzt verordneten Mitteln anwenden. 2 Tassen Thymian mit 1 Liter kochendem Wasser überbrühen, zugedeckt fünfzehn bis zwanzig Minuten ziehen lassen, abseihen. Den Aufguß ins Badewasser geben. Die ideale Temperatur für dieses Bad beträgt 37 Grad Celsius. Das Kind soll am Anfang nur fünf Minuten, bei öfterer Anwendung bis zu fünfzehn Minuten im Wasser bleiben. Danach wird es ohne Abtrocknen im Bademantel ins warme Bett gebracht und gut zugedeckt.

Nun darf es eine halbe bis eine Stunde in Ruhe nachschwitzen; das ist ein wichtiger Teil der ganzen Prozedur. Die Wirkung ist eine allgemeine Durchwärmung.

Augen

Im Mittelalter war man der Meinung, jede Pflanze trage ein äußeres Zeichen, das auf die ihr innewohnende Heilwirkung hinweist. Augentrost heißt seitdem eine Blume, in deren kleiner Lippen-

THYMIAN-KRÄUTERBAD für eine leichtere Atmung

IN RUHE nachschwitzen

DER ZIERLICHE AUGENTROST,
ein 15 bis 25 cm hohes Pflänzchen, blüht von Mai bis Herbst an sonnigen Plätzen, vom Tiefland bis ins Hochgebirge.

BEI ROTEN, MÜDEN AUGEN hilft Augentrost

blüte man die Abbildung eines Auges sehen kann. Man verwendet sie als Abkochung: 1 bis 2 Teelöffel des getrockneten Krauts mit 1/4 Liter kaltem Wasser ansetzen, zum Sieden bringen und noch zwei Minuten bedeckt ziehen lassen, abseihen.

Bei roten, müden Augen tränkt man ein Leinenläppchen mit warmem Tee und legt es eine Weile auf die Lider. Das lindert. Um ein Gerstenkorn zu behandeln, setzt man den Tee zur Hälfte mit Kamille an. Ein wenig Salz gleicht den Tee der Tränenflüssigkeit an, macht ihn also angenehm, wenn man verklebte Augen auswaschen will.

WHY BAY 7H

Baby-Massage

Jedes Baby mag gern gestreichelt werden, am liebsten auf nackter Haut. Massage ist nichts anderes als ein intensives, bewußtes Streicheln. So geht`s am besten: Machen Sie ihre Hände mit Babyöl geschmeidig. Legen Sie das Baby nackt auf Ihren Schoß, sein Kopf ist auf Ihren Knien (es muß natürlich warm sein im Raum), und streichen Sie mit beiden Händen sanft, aber fest, nicht zaghaft, über Arme, Bauch und Beine. Dann drehen Sie das Baby um und massieren den kleinen Rücken. Jetzt wieder zurückdrehen und behutsam mit Fingerspitzen und Daumen über das Gesicht streichen. Zuletzt fassen Sie beide Beinchen fest um das Fußgelenk und kreuzen sie ein paarmal über dem Bauch.
So eine Massage ist besonders gut für Babys, die viel Bauchweh haben. Lassen Sie sich nicht entmutigen, wenn das Baby zunächst unwirsch reagiert – das gibt sich. Massieren Sie Ihr Kind, solange es noch klein ist, ruhig täglich. Und wenn es schon größer ist, immer dann, wenn Sie und das Kind dazu Lust haben. Reicht die Zeit einmal nicht aus, nehmen Sie sich nur die Füßchen vor – das geht immer zwischendurch und ist eine große Hilfe bei Bauchkrämpfen.

MASSIEREN Sie vor dem Stillen oder Füttern

Bach Blütentherapie

Kinder sind dem Himmel näher als der Erde, heißt ein altes Sprichwort. Sie reagieren viel sensibler als Erwachsene auf natürliche Anwendungen, weshalb die feinstofflichen Kräfte der Heilkräuter besonders gut bei ihnen wirken.
Eine solche Methode ist – neben der Homöopathie – die Bach Blütentherapie. Sie wirkt unmittelbar auf den feinstofflichen Bereich ein und ist damit für die Kinderheilkunde besonders sinnvoll. Störungen des inneren Gleichgewichts kündigen sich gerade bei Kindern oft durch seelische Verstimmungen an. In diesem Stadium kann die Behandlung mit Bach-Blüten die Dinge bereits wieder ins Lot bringen und verhindern, daß die Störung weiterschreitet und als Krankheit manifest wird. Edward Bach, ein englischer Homöopath und Bakteriologe, entwickelte diese ganzheitliche Heilmethode in den dreißiger Jahren. Er stellte Präparate aus bestimmten Blüten her, bei denen die Essenz der Pflanze gebunden wird. Da die Blütenessenzen nicht unbedingt geschluckt werden müssen, sondern auch über die Haut wirken und außerdem völlig unschädlich

DIE BACH BLÜTENTHERAPIE ist für Kinder besonders sinnvoll

sind, haben sie besonders bei der Behandlung von Babys und kleinen Kindern große Bedeutung. Insgesamt gibt es nur 38 Mittel, die man auch nach individuellem Bedarf mischen kann. Eine gebrauchsfertige Zusammenstellung aus Essenzen von fünf verschiedenen Blüten: *Rescue Remedy*, die beliebten »Notfall-Tropfen«.

Diese Mischung ist hilfreich bei kleineren und größeren seelischen Notsituationen, wie sie Verletzungen, Zahnarztbesuche, Koliken oder Angstträume mit sich bringen. Einige Tropfen unter die Zunge oder auf Stirn und Schläfen verrieben, entfalten schon bald eine heilsame, beruhigende Wirkung. Auch als »Notfall-Salbe« erhältlich und von vielen Müttern als unentbehrlich befunden für die äußeren Wehwehchen kleinerer und größerer Kinder.

Bad

Ob Ihr Kind täglich badet, können Sie ruhig von seiner Lust und Ihrer Zeit bestimmen lassen. Wenn es nur um die Reinigung geht, tut es ein feuchter Waschlappen auch.

Ein Bad ist mehr als das: Wasserplanschen regt die Phantasie an und beruhigt die Nerven. Damit die zarte Haut vom Wasser nicht ausgelaugt wird, benutzen Sie einen speziellen Badezusatz für Babys: Kleie, Öl oder Calendulabad. Oder Sie richten Ihrem Baby selbst einmal ein Schrot-Bad an: Füllen Sie 2 Tassen Weizen-Feinschrot (Bioladen oder Reformhaus) in ein kleines Leinensäckchen (der Stoff darf aber nicht zu fest sein, sonst kommt nichts durch), und binden Sie es mit einem Gummi fest zu. Es wird einfach im Badewasser ausgedrückt. Noch schöner ist ein solches Bad mit ein paar Tropfen Aromaöl (siehe *Duft*). Auch in duftenden Kräuterauszügen baden Kinder gern. Für ein Vollbad füllen Sie 1 große Tasse mit getrockneten Kräutern (siehe Kasten), überbrühen sie mit 1/2 Liter kochendem Wasser und lassen sie zugedeckt ca. fünfzehn Minuten zie-

DIESE KRÄUTER eignen sich für kleine und große Kinder: Frauenmantel kräftigt die Muskeln; Thymian stärkt die Nerven und lindert Schnupfen; Schafgarbe wirkt krampflösend bei Bauchweh; Johanniskraut ist gut für die Nerven und Lavendel entspannt und beruhigt.

WASSERPLANSCHEN regt die Phantasie an

IN DUFTENDEN KRÄUTERAUSZÜGEN baden Kinder gern

hen. Seihen Sie anschließend ab, und fügen Sie diesen Aufguß dem Badewasser zu.

Baldrian

Der wunderbar balsamische Duft von blühendem Baldrian gibt schon Hinweise auf die Wirkung dieses Heilkrauts; auch wenn es die getrocknete Wurzel ist, die leider nicht so gut riecht, die man als Tee oder Tinktur zur Beruhigung und gegen Schlaflosigkeit verwendet. Baldrian wirkt auf sanfte Weise klärend und ordnend im Unterbewußtsein.

Deshalb ist er auch für Schulkinder vor schwierigen Aufgaben eine Hilfe. Er sollte immer nur als Nothelfer betrachtet werden, als Dauermittel ist er nicht geeignet. Für Kinder, die generell eine Nervenstärkung brauchen, bietet sich Tee aus Johanniskraut (siehe dort) an. Kinder sind nicht immer begeistert vom Geschmack und Geruch eines Baldriantees (1 Tasse kochendes Wasser auf 1 Teelöffel getrocknete Baldrianwurzeln, fünfzehn Minuten ziehen lassen) oder eines Kaltauszugs (1/4 Liter kaltes Wasser auf 1 Teelöffel, über Tag stehenlassen, vor dem Schlafengehen abseihen und trinken). Hier kann man auf Baldrianpillen oder -tinktur zurückgreifen, die ebenso zuverlässig wirken, wenn das Kind Einschlafschwierigkeiten hat.

Bauchweh

Bei Bauchweh helfen eine behutsame Massage und ein Schafgarbenbad. Pfarrer Kneipp empfahl bei Bauchkrämpfen vor allem die Anserinen-Milch: 1 Eßlöffel getrocknetes Gänsefingerkraut (*Potentilla anserina*) wird mit einer großen Tasse sehr heißer Milch überbrüht. Zudecken, zehn Minuten ziehen lassen, heiß trinken (in Kapsel- oder Saftform, Apotheke). Bei Koliken von Babys hilft ein warmer Umschlag aus Leinsamenbrei. 1 Tasse Leinsamen gut mit Wasser bedeckt aufkochen. Brei in ein Tuch einschlagen und so warm wie möglich auf den Bauch legen (die Temperatur mit dem eigenen Handrücken eine Minute lang prüfen). Warm zudecken oder bäuchlings über eine Wärmflasche legen. Nach ca. einer halben Stunde wird der Umschlag abgenommen; er kann nach einer Stunde wiederholt werden. Auch größeren Kindern tut dieser Wickel gut, wenn sie den Druck auf dem Bauch vertragen. (Wichtig: Vor Wärmeanwendung auf dem Unterbauch sicherstellen, daß es sich nicht um eine Blinddarmentzündung handelt!)

BALDRIAN eine Hilfe für Schulkinder vor schwierigen Prüfungen

BABYS HILFT ein warmer Leinsamenwickel

Beeren

Johannisbeeren, Erdbeeren, Himbeeren, Brombeeren, Heidelbeeren, Preiselbeeren – das ist der gerade Weg ins Kinderparadies! Beeren wirken dabei nicht nur aufs Schleckermäulchen, sondern vor allem auch wohltuend auf den Stoffwechsel. Neben ihrem Reichtum an verschiedenen Vitaminen und Spurenelementen, die die Abwehr stärken und aufbauen, enthalten sie auch spezielle Wirkstoffe. Blutbildend sind insbesondere die schwarze Johannisbeere, die (Wald-)Erdbeere und die Himbeere.

Die getrockneten Blätter der wilden Himbeere, Erdbeere und Brombeere zu gleichen Teilen gemischt, ergeben einen gesunden Frühstückstee. Wenn Sie mit den Kindern selber sammeln wollen:

1/4 PFUND FRISCHE ZERQUETSCHTE BEEREN mit 1 Liter stillem Mineralwasser ansetzen und einige Stunden kalt ziehen lassen, durchseihen und mit etwas Honig süßen. Im Fläschchen oder als Kinderlimonade sehr beliebt.

Pflücken Sie nur von Pflanzen weitab von Straßen und gedüngten Feldern, und zwar im Frühling, vor der Blütezeit. Ein Tee aus den frischen Früchten, im Kaltauszug hergestellt, hilft gut bei Verdauungsbeschwerden von Kleinkindern (siehe Kasten).

Beruhigung

Wenn das Kind nachts aus dem Schlaf hochschreckt und trotz besänftigender Worte nicht gleich wieder einschlafen kann, dann helfen ihm 1 bis 2 Tropfen Baldrian- oder Hopfentinktur in einem Gläschen lauwarmem Wasser. Probieren Sie aus, auf welche Tinktur Ihr Kind besser reagiert, oder kombinieren Sie beide (Apotheke). Baldriantropfen helfen Schulkindern auch bei Prüfungsangst. Sie sollen aber nicht über längere Zeit hinweg regelmäßig gegeben werden, sondern nur als Nothelfer. Babys gibt man die etwas milderen Bach-Blüten »Notfalltropfen«.

Wenn Ihr Kind über längere Zeit schlecht schläft, servieren Sie tagsüber Tee aus Melisse und Johanniskraut. Mischen Sie die Kräuter zu gleichen Teilen. 1 Teelöffel davon wird mit 1 Tasse heißem Wasser überbrüht. Zehn Minuten ziehen lassen. Abseihen

DIE GETROCKNETEN Blätter ergeben einen gesunden Frühstückstee

MELISSE UND JOHANNISKRAUT stärken die seelische Verfassung

> **KINDER, DENEN DAS BETT DER ELTERN** nicht verwehrt ist, leiden weniger an nächtlichen Angstanfällen

> **FÜR KINDER:** Decken und Kissen mit einer Füllung aus Wolle oder Seide

und warm trinken. Das stärkt die nervlich-seelische Verfassung. Bei Verdacht auf seelische Probleme können auch entsprechende Bach-Blüten – vielleicht Rock-Rose, Mimulus, Water-Violet oder Star of Bethlehem – zur Besserung beitragen (siehe *Bad*, *Bach Blütentherapie*, *Blähungen*)

Bett

Babys und Kleinkinder sind am liebsten im Bett der Mutter: Da riecht es nach ihr, da fühlen sie sich wohl und geborgen, auch wenn sie nicht neben ihnen liegt. Manche werdenden Eltern schaffen sich deshalb ein ganz breites Familienbett an und sparen sich das kleine Babybettchen. In einem breiten Bett hat auch das Dreijährige noch genügend Platz, wenn es in einer schwierigen Phase nächtliche Nestwärme braucht. Die Angst, Kinder würden auf diese Weise nie lernen, im eigenen Bett zu bleiben, ist unbegründet. Kinder, denen das Bett der Eltern nicht verwehrt ist, können eine Abgrenzung viel besser annehmen und leiden weniger an nächtlichen Anfällen von Furcht. Solange das Baby nachts noch gestillt wird, ist es auch für die Mutter eine große Erleichterung, nicht aufstehen zu müssen.

Bei der Anschaffung des Kinderbettchens wählt man vor allem eine gute, feste Matratze aus Naturmaterial, wie zum Beispiel Roßhaar, Kapok oder Seegras. Aus orthopädischen Gründen sollte das Baby kein großes weiches Kopfkissen bekommen, sondern allenfalls ein flaches, kleines, das man wegnimmt, wenn es auf dem Bauch liegt. Für die Füllung des Kissens und der Zudecke sind Federn und Daunen ungeeignet, weil sie nicht luftdurchlässig genug sind. Das Baby könnte unter einer Federdecke sogar ersticken, wenn es sie über den Kopf zieht. Der Bezug der Bettdecke kann an allen vier Enden starke Bänder bekommen, die man unter die Matratze steckt, damit sich das Kind nicht so leicht freistrampelt. Tut es dies trotzdem, sind Strampelsäcke für die ersten beiden Lebensjahre ideal. Um die Matratze vor Nässe zu schützen, kann man ein waschbares Gummituch auf die entsprechende Partie legen. Auf das Gummituch und unter das Laken kommt noch eine waschbare Wolldecke. Als Alternative dazu kann man auch ein Stück Flokati (griechischer Hirtenteppich aus unbehandelter, reiner Wolle) mit den Fransen nach unten auf die Matratze legen. Sein Vorteil: Das darin enthaltene Wollfett hält Nässe auf und ist trotzdem luftdurchlässig und warm. Flokati kann übrigens in der Waschmaschine mit Wollwaschmittel gewaschen werden. Eine andere Möglichkeit sind waschbare Schaffelle eigens fürs Baby.

Bettwäsche, Nachthemden und Schlafanzüge sollten aus einhundert Prozent Baumwolle oder Naturseide sein, damit die Haut atmen kann und Schweiß aufgesogen wird. So hat man das Beste für einen gesunden Schlaf seines Kindes getan (siehe auch *Schlaf*).

Ideal für Babys und Kleinkinder ist ein Himmel über dem Kopfende. Dafür nimmt man möglichst einfarbigen, durchscheinenden, rötlichen Stoff, denn Rot wirkt beruhigend auf Babys. (Vielleicht weil es sie an die Farbe ihrer ersten Umgebung, die Gebärmutter, erinnert). Auch rote Gardinen, die das ganze Zimmer in purpurnes Licht tauchen, sind für das Schlaf- und Kinderzimmer geeignet.

Beule

Als probates Naturheilmittel bei Beulen gilt zerquetschte Beinwellwurzel: Die frische Wurzel (ca. 100 Gramm) wird mit etwas Wasser püriert und auf ein Läppchen gestrichen. Der beste Ersatz für die frische Wurzel ist Comfrey-Wurzel-Konzentrat. Comfrey ist eine Beinwellart. Auf die Beule legen, mehrmals im Abstand von ca. einer Stunde wechseln. Kleinen Beulen kann man durch Auflegen von Eisstückchen aus dem Gefrierfach oder eines kalten Messers beikommen. Auch Arnikatinktur (siehe *Arnika*) hilft.

Blähungen

Der gute alte Fencheltee ist immer noch die beste Hilfe, wenn das Baby Blähungen hat. Man kann ihn in Form eines schnelllöslichen Pulvers kaufen. Sie können sich aber auch Fenchelsamen aus der Apotheke besorgen, evtl. zur Hälfte mit Anis gemischt. 1 gehäufter Teelöffel davon wird mit 1/4 Liter kochendem Wasser übergossen, zugedeckt und nach zehn Minuten abgeseiht. Er sollte möglichst nicht gesüßt sein.

EIN HIMMEL über dem Kopfende wirkt beruhigend

BEI DER ANSCHAFFUNG DES KINDERBETTCHENS wählt man vor allem eine gute, feste Matratze aus Naturmaterial, wie zum Beispiel Roßhaar, Kapok oder Seegras.

BABYS, DIE zu Blähungen neigen, brauchen meist viel Wärme

KÜRBIS-KERNE stärken die Blase

Ein Baby, das zu Blähungen neigt, braucht viel Wärme, es darf vor allem beim Windelwechseln nicht abkühlen (Heizstrahler über dem Wickeltisch!). Es braucht aber auch viel Ruhe. Lassen Sie sich also selbst nicht aus der Ruhe bringen. Wiegen Sie sich mit Ihrem Baby zusammen im Schaukelstuhl, die rhythmische Bewegung ist heilsam für Sie beide. Oder legen Sie sich zusammen mit Ihrem Baby in die Badewanne, und massieren Sie es hinterher (siehe *Bad*, *Baby-Massage*, *Bauchweh*). Das alles wird ihm die Zeit erleichtern, bis der kleine Bauch sich an seine neue Arbeit gewöhnt hat. Wenn Sie Ihr Kind stillen, sollten Sie vielleicht selbst keine Kuhmilch trinken – viele gestillte Babys reagieren heute darauf wie früher auf den Kohl, nämlich mit Verdauungsbeschwerden (siehe *Mandelmilch*).

Blase

Wenn einem größeren Kind (ab fünf Jahren) öfter mal was in die Hose geht, können ihm Kürbiskerne (Bioladen oder Reformhaus) helfen – sie stärken die Blase.
Das Kind darf davon knabbern, soviel es mag; am besten zwei- bis dreimal täglich 1 Eßlöffel voll. Kürbiskerne schmecken auch gut, wenn sie etwas angeröstet und mit ein wenig Sojasoße gewürzt über Gemüse oder Getreidegerichte gestreut werden.
Gerade hinter Blasenbeschwerden steckt aber nicht selten auch seelischer Kummer – Psychologen sprechen von »ungeweinten Tränen«, die zum Blasenstreß führen. Dann helfen in leichteren Fällen die entsprechenden Bach-Blüten, etwa Water-Violet (Trauer) oder Star-of-Bethlehem (Bedrängnis, Seelennot); in ernsthafteren Fällen eine homöopathische Behandlung.

Brandwunde

Hat ein Kind sich an einer kleinen Stelle leicht verbrannt, sollte man diese sofort mit Essig beträufeln oder in warmes Wasser tauchen, so werden die Schmerzen nachhaltig gelindert und die rasche Heilung begünstigt; es bildet sich vielleicht nicht einmal eine Blase. Wichtig: Die Ernsthaftigkeit einer Verbrennung hängt weniger davon ab, wie tief sie geht, als davon, wie groß die betroffene Hautfläche ist. So kann auch eine Verbrennung 1. Grades lebensbedrohlich sein, wenn sie zwei Drittel der Körperoberfläche umfaßt. Von einer Verbrennung 1. Grades spricht man, wenn die Haut sich rötet oder verfärbt; bilden sich

Kleine Verbrennungen mit Essig beträufeln

außerdem Blasen ist es eine Verbrennung 2. Grades; und sollte das Hautgewebe tiefer zerstört sein, handelt es sich um eine Verbrennung 3. Grades. Bei großflächigen Verbrennungen muß das Kind sofort in die Kinderklinik. Kleidung möglichst von der verbrannten Hautstelle entfernen, klebt sie allerdings daran, überläßt man dies der Ärztin oder dem Krankenpfleger. Kleinere Brandwunden 1. und 2. Grades lassen sich nach dem Beträufeln mit Essig auch gut mit Johannisöl behandeln (dünn auftragen); eine Kompresse mit Hamameliswasser tut ebenfalls gute Dienste. Man kann auch Aloepflanzen (*Aloe vera*) ziehen. Hat sich das Kind einmal den Finger verbrannt, wird eine Blattspitze abgeschnitten und mit der Schnittfläche auf die Brandstelle gelegt. Oder der Saft der zerquetschten Blattspitze wird auf der Wunde verstrichen.

Kleine Verbrennungen 3. Grades heilen rascher und oft sogar ohne Narbenbildung, wenn man sie mit einer Paste aus Olivenöl und verkohlter Baumwollwatte bestreicht (ohne vorherige Essigbehandlung). Dafür wird hundertprozentige Baumwollwatte angezündet und verkohlt (100 Gramm Watte reicht für die Größe von ca. einer Handfläche), die Rückstände werden mit Olivenöl zu einer schwarzen Paste gemischt, die vorsichtig auf die Wunde aufgetragen wird. Diesen »Verband« an der Luft trocknen lassen. Er nimmt den Schmerz und führt zur Bildung einer heilsamen Kruste, die von alleine abfällt, sobald sich die Haut darunter regeneriert hat.

Brechreiz

Gegen das unangenehme Gefühl der Übelkeit hilft Kindern und Erwachsenen besonders gut ein starker Melissentee (1/4 Liter kochendes Wasser auf 2 Teelöffel frische, zerschnittene oder auch getrocknete Blätter), schluckweise getrunken. Auch Pfefferminztee tut manchmal gut.

Bei Säuglingen reicht oft schon das Einatmen ätherischer Düfte, um den Brechreiz zu vertreiben. Bergamott- oder Pfefferminzöl,

HOMÖOPATHISCHE MITTEL, die bei Verbrennungen angezeigt sind: *Aconit* als erstes Mittel gegen den Schock. *Causticum* zur Linderung der Schmerzen und der normalen Reaktionen wie Durchfall. Oder statt dessen *Cantharis*, bei sehr intensiven, brennenden Schmerzen und größeren bzw. tieferen Wunden, es lindert oder verhindert Folgekrankheiten.

MIT JOHANNISÖL UND ALOE heilt eine Brandwunde besser

BEI SÄUGLINGEN reicht meistens schon das Einatmen eines Duftöls

sparsam auf ein feuchtes Tuch gesprenkelt, tun dabei gute Dienste (siehe auch *Duft*). Damit kann man Reisekrankheit im Auto oder Flugzeug mildern.

Brei

Kinder mögen Brei. Wie wir aus alten Märchen wissen, war Brei früher überhaupt sehr beliebt, besonders Hirsebrei. Ideal sind alle Getreidesorten, gleich, ob sie als Schrot, Grieß, Flocken oder Grütze verwendet werden. **Hafer** wird von den Engländern als »Porridge« (Haferflocken in viel Wasser gekocht und leicht gesalzen) geschätzt. Er ist reich an Mineralsalzen und Kohlehydraten, gibt Kraft und wirkt aufmunternd (Volksmund: »Den sticht der Hafer«). Außerdem kann Haferschleim bei verdorbenem Magen helfen. (Siehe *Magen-Darm-Störung* und *Verdauung*).
Hirse ist in Afrika noch immer das am weitesten verbreitete Getreide. Sie hat einen hohen Gehalt an Kieselsäure und Fluor. Beides sind wichtige Stoffe für Zähne und Knochen – also gut für Kinder, die noch wachsen müssen.
Gerste kann Haltungsschäden vorbeugen, weil sie das Bindegewebe stärkt. Die alten Griechen schätzten sie als anregend für die Gedanken und den Geist – und sahen darin eine ideale Speise für Schüler! Als Mehl, Schrot und Grütze läßt sie sich zu einem guten Brei verkochen. **Mais** ist das Getreide der Indianer – und fördert in deren Verständnis Ausdauer und Erdverbundenheit. Zum Brei eignet sich am besten Maisgrieß oder Polenta. **Reis** enthält als Vollwertreis viel Vitamin B. Er ist immer noch die Hauptnahrung der Asiaten und macht unruhige Gemüter angeblich ruhiger. **Roggen** ist nicht so leicht zu verdauen und eignet sich daher weniger gut für Brei, zumindest nicht für kleine Kinder. Zum traditionellen Sauerteigbrot gebacken aber kräftigt er Körper und Geist – er macht »kernig«. Er stammt aus dem östlichen Europa. **Weizen** war beliebt bei den alten Römern und galt als »harmonisierend«. Leider ist heute, vermutlich durch die Überzüchtung dieser meistverwendeten Getreideart, die Weizenallergie gerade unter Kindern weit verbreitet. **Buchweizen** ist dem Weizen nicht verwandt und eignet sich sehr gut für den Brei. Er hat wärmende Eigenschaften und ist daher in Rußland ein traditionelles Getreide, wo vor allem das Mehl zu Pfannkuchen verarbeitet wird.
Verfeinern läßt sich Getreidebrei

KIESEL-SÄURE UND FLUOR – wichtige Stoffe für Zähne und Knochen

mit Milch, Butter, Rahm, Nüssen, Honig, Rosinen oder Sesam und natürlich mit kleingeschnittenem, frischem Obst. Er muß jedoch nicht immer süß sein. Das Lieblingsfrühstück der Chinesen zum Beispiel ist gesalzener Reisbrei mit Gemüsestücken. Der Reis wird dafür mit doppelt soviel Wasser wie normal doppelt so lange gekocht, und statt frischem Gemüse werden oft Reste vom Vortag verwendet. Statt Salz kann man Soja- oder Maggisoße nehmen. Die macht Kindern Spaß, weil man damit lustige, braune Muster in den Brei zeichnen kann.

Brennessel

Wohl jeder kennt diese Pflanze, ihr Nesselgift haben wir als Kinder sicher alle zu spüren bekommen. Aber nicht jeder weiß, daß es sich dabei auch um eine erstrangige Heilpflanze handelt. Dem Baby kann die Brennessel zunächst indirekt nützen, denn mit ihrem Vitamin- und Mineralstoffreichtum fördert sie die Milchbildung bei stillenden Müttern: 1/2 Liter kochendes Wasser auf 2 Teelöffel frische oder getrocknete Blätter fünfzehn Minuten ziehen lassen. Junge Brennesselblätter eignen sich vorzüglich zu Salat und auch zu Gemüse (siehe *Wildgemüse*). Die blutbildende und blutreinigende Wirkung der Pflanze entfaltet sich jedoch auch im Brennesseltee – den man zum besseren Geschmack mit Fenchelsamen anreichert: 1/2 Liter kochendes Wasser auf 2 Teelöffel Brennesselblätter fünf Minuten ziehen lassen, eventuell 1/2 Teelöffel Fenchelsamen zugeben (erst ab zwei Jahren).

Eine gute Frühjahrskur für die ganze Familie: Man mischt 1 Teil Brennesselsaft mit zwei Teilen Buttermilch, dadurch wird das Eisen besser aufgenommen. Am ersten Tag 1 Teelöffel Brennesselsaft und 2 Teelöffel Buttermilch. Am zweiten Tag 2 Teelöffel Brennesselsaft und 4 Teelöffel Buttermilch usw. bis zum fünfzehnten Tag. Danach das Ganze rückläufig, bis man am dreißigsten Tag wieder bei 1 Teelöffel Saft und 2 Teelöffeln Buttermilch angelangt ist. (Diese Mengen gelten für einen Erwachsenen, Kinder ab sechs

DIE BRENNESSEL fördert die Milchbildung bei stillenden Müttern: 1/2 Liter kochendes Wasser auf 2 Teelöffel frische oder getrocknete Blätter fünfzehn Minuten ziehen lassen.

VERFEINERN LÄSST SICH DER BREI mit Sahne, Nüssen, Honig, oder Sojasoße – Brei muß nicht immer süß sein

EINE GUTE FRÜHJAHRSKUR für die ganze Familie

250 GRAMM HEUBLUMEN in eine Windel einschlagen und über Wasserdampf erhitzen

WICKEL sind erst für Kinder ab ca. drei Jahren sinnvoll

Jahren etwa nehmen die Hälfte. Den Saft bekommt man im Bioladen oder Reformhaus.)

Brustwickel

Bei Bronchialbeschwerden, Erkältungen und Keuchhusten sowie asthmatischen Beschwerden kann ein Brustwickel helfen.

Zum Beispiel der Heublumenumschlag: 250 Gramm Heublumen in eine Windel einschlagen und über Wasserdampf erhitzen. Dann dem Kind ein feuchtwarmes Tuch auf die Brust legen, die Windel darübergeben (Temperatur vorher mit dem eigenen Handrücken eine Minute lang prüfen), mit einem Handtuch fest einpacken und ein größeres Jäckchen darüberziehen. Warm zudecken! Ein guter Tip ist auch die Verwendung von Höschenwindeln aus Zellstoff, die man auseinanderfaltet und mit der Plastikseite nach außen auf die feuchten Tücher gibt. Wenn man ihn gut warm hält kann der Heublumenwickel eine Stunde und auch länger liegenbleiben. Beim Auspacken muß man natürlich immer darauf achten, daß das Kind sich nicht wieder verkühlt, sondern rasch warm abgewaschen und sofort wieder ganz zugedeckt wird.

Wickel sind erst für Kinder ab ca. drei Jahren sinnvoll. Vorher sind Bäder und die Anwendung ätherischer Öle eher zu empfehlen.

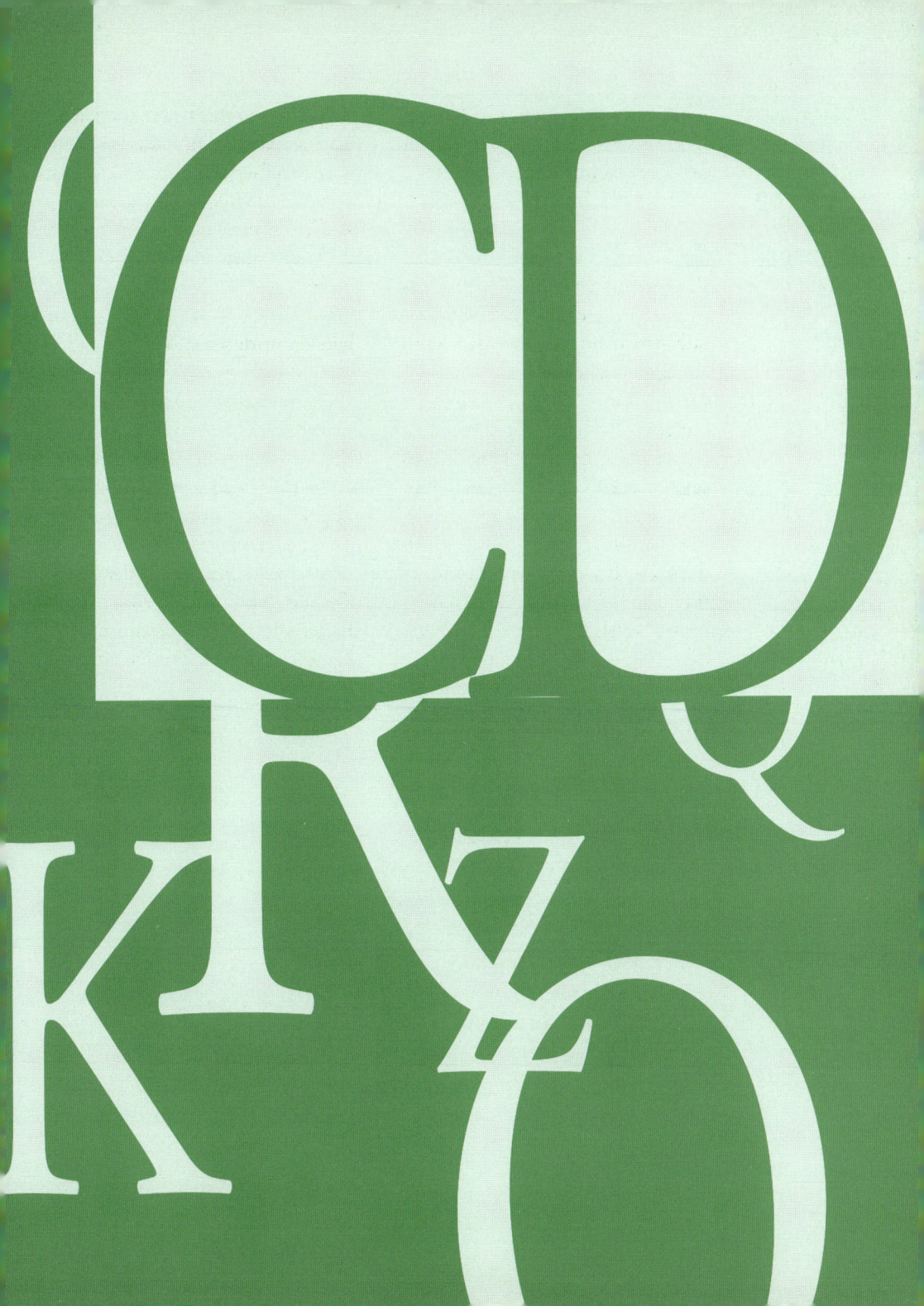

**BEI WIN-
DELAUS-
SCHLAG
hilft die
»Ringelro-
senbutter«**

Calendula

Im Volksmund heißt sie Ringelblume oder Ringelrose, und ihre gelborangefarbenen Blüten strahlen von Juli bis Oktober aus jedem Bauerngarten. Sie ist eine der wenigen Arzneipflanzen, die sich leicht anpflanzen lassen; wild wächst sie nur in ihrer Heimatregion, dem Mittelmeergebiet. Schon die heilige Hildegard von Bingen, eine berühmte Heilkundige des Mittelalters, pries ihre hohe Heilwirkung für alle Verletzungen und Hautkrankheiten. In dieser Wirkung steht die Ringelblume der Arnika nahe, weswegen sie auch als »Arnika des Tales« gelobt wird. (Arnika, eine naturgeschützte Heilpflanze, wächst im Gebirge).

Wo Kinder sind, ist die Calendula immer von Nutzen. Im Säuglingsalter pflegt das Calendulaöl die empfindliche Haut, bei Windelausschlag hilft die Salbe, die viele Bäuerinnen sich heute noch selbst herstellen – »Ringelrosenbutter« wurde sie früher genannt. Und bei den kleinen Wunden der größeren Kinder ist ein Umschlag mit verdünnter Calendulatinktur (siehe Kasten) heilsam. Die Tinktur wird im Verhältnis 1:10 mit Wasser verdünnt (ein Teil Tinktur, zehn Teile Wasser), saubere Leinenläppchen werden damit getränkt und auf die Wunden gelegt. Das verhütet Entzündungen oder Eiterungen und fördert eine schnelle Heilung. Auch bei Hautausschlägen oder Drüsenverhärtungen helfen Tinktur und Salbe.

Am einfachsten selbst herzustellen

CALENDULATINKTUR

Eine dunkle, weithalsige Flasche – am besten eignen sich die Apothekerflaschen mit Glasstöpsel, wie man sie beim Trödler oder auf dem Flohmarkt finden kann – wird locker mit frisch gepflückten Ringelblumenblüten gefüllt. Für die Tinktur nimmt man die ganzen Blütenköpfe, nicht nur die gelben Blütenblätter. Nun wird die Flasche mit sehr hochprozentigem, klarem Schnaps oder Obstler aufgefüllt und gut verschlossen. Zehn Tage bei Zimmertemperatur an einem dunklen Ort stehenlassen und täglich einmal schwenken. Danach filtern und in dunklen Fläschchen aufbewahren.

ist das Öl: Verwendet werden dafür nur die Blütenköpfe, nach manchen Rezepten auch lediglich die zarten Blütenblätter. Damit wird eine helle, weithalsige Glasflasche locker gefüllt und dann mit kaltgepreßtem Sonnenblumen- oder Olivenöl aufgegossen. Nun ist die Flasche luftdicht zu verschließen, damit das Öl nicht ranzig wird. Sie wird für vier bis acht Wochen an die Sonne gestellt (je nachdem, wie oft sie scheint) und täglich einmal geschüttelt.

Das Öl bekommt eine schöne dunkelgelbe Farbe. Es wird durch ein Baumwoll- oder Leinentuch (am besten eine Mullwindel) abgeseiht, in einer dunklen Flasche kühl aufbewahrt und ist so mindestens ein Jahr lang haltbar.

Für die Ringelrosenbutter nimmt man traditionellerweise Ziegenbutter als Salbengrundlage. Da diese heute nur schwer aufzutreiben ist, behelfen sich die Bauersfrauen oft mit Schmalz. Die Zubereitung der Salbe ist einfach: Schweineschmalz wird geschmolzen, Ringelblumen mit Blättern und Stengeln (aber nur das obere Drittel der Pflanze) werden gezupft (nicht schneiden, jede Berührung mit Metall verkürzt die Haltbarkeit) und im heißen Schmalz ausgesotten, und zwar so viele, wie das Schmalz aufnehmen kann. Das Fett darf nicht prasseln, und man muß sich schon eine Stunde Zeit nehmen und mit einem Holzlöffel immer wieder und gleichmäßig umrühren, damit die Wirkstoffe der Pflanze in das Schmalz übergehen. Dann durch eine Mullwindel abseihen und in Salbendöschen oder Marmeladengläsern kühl aufbewahren. Wer kein organisches Schweineschmalz bekommen kann (Umweltgifte werden im Fettgewebe abgelagert, deshalb empfiehlt sich normales Schweineschmalz heute nicht mehr für Heilzwecke), kann statt dessen *Eucerinum anhydricum* nehmen, eine halbsynthetische Salbengrundlage aus der Apotheke. Die Zubereitung ist dieselbe.

CALENDULA-ÖL ist leicht selbst herzustellen – das macht mit den Kindern Spaß

Datteln

Kinder haben ein großes Verlangen nach Süßem, das am besten mit süßen Früchten gestillt wird, zum Beispiel mit Datteln. In Naturkostläden, Reformhäusern, aber auch in großen Supermärkten erhält man entkernte Datteln oder preiswerte Dattelmasse. Datteln werden weich, wenn man sie erhitzt (im Wasserbad), und es läßt sich dann viel mit ihnen anfangen. Man kann Brei damit versüßen, sie unter Milch mixen,

FÜR EIN SÜSSES KONFEKT die weiche Dattelmasse mit geriebenen Mandeln mischen

Bratäpfel damit füllen, Pfannkuchen damit bestreichen.

Man kann die weiche Dattelmasse mit geriebenen Mandeln vermischen, sie zu Kugeln rollen und diese in Kokosflocken wälzen. Oder man knetet Haferflocken in die warme, weiche Dattelmasse, soviel sie aufnimmt, und drückt davon Häufchen zwischen zwei getrocknete Apfelringe. Auch nach diesen gesunden Süßigkeiten sollten Kinder die Zähne putzen (siehe *Süßigkeiten*).

Daumenlutschen

Schon im Mutterleib lutscht manches Baby am Daumen – oder an allen beiden – Aufnahmen aus dem Embryonalstadium zeigen es. Da der Säugling sich mit dem Saugen nicht nur Nahrung, sondern auch energetische Befriedigung verschafft, ist es das Natürlichste auf der Welt, wenn es seine Daumen und Finger als Lustquelle entdeckt und eifrig daran nukkelt. Erst wenn das Kind älter wird, kann übermäßiges Daumenlutschen verraten, daß es sich vielleicht verunsichert fühlt.

Geben Sie ihm dann zusätzliche Geborgenheit und Aufmerksamkeit, beschäftigen Sie sich ein wenig länger mit ihm als bisher, spielen Sie mit ihm, gehen Sie ein auf seine Nöte und Wünsche. Häufig reicht es, um exzessives Daumenlutschen allmählich von allein zum Verschwinden zu bringen. Bringen Sie das Kind nie durch Drohungen oder Gewalt (wie Hände festbinden) dazu, diese Gewohnheit aufzugeben – der seelische Schaden wäre sehr viel größer.

Manche Eltern träufeln bittere Substanzen (zum Beispiel Wermuttee) auf den Daumen, um ihr Kind so vom Lutschen abzubringen. Das ist kein probates Mittel. Lassen Sie dem Kind lieber seinen »Sicherheitsanker«, und versuchen Sie vielleicht mit Bach-Blüten, zu seiner wachsenden seelischen Stabilität beizutragen. Spätestens im Schulalter verliert sich die Gewohnheit ohnehin.

Diät

Die Behandlung jeder Krankheit und jedes Unwohlseins kann durch die entsprechende Krankenkost oder Diät erleichtert werden. Allgemein gilt: Wenn es krank ist, sollte man dem Kind nur leichte Kost geben – zum Beispiel Gemüsesuppen, Banane oder Kompott mit Zwieback. Und neben Kräuterheiltee hält man sprudelfreies Mineralwasser zum Durstlöschen bereit. Nie sollte man das Kind

BRINGEN SIE DAS KIND nie durch Drohungen dazu, diese Gewohnheit aufzugeben

KRANKEN KINDERN leichte Kost anbieten

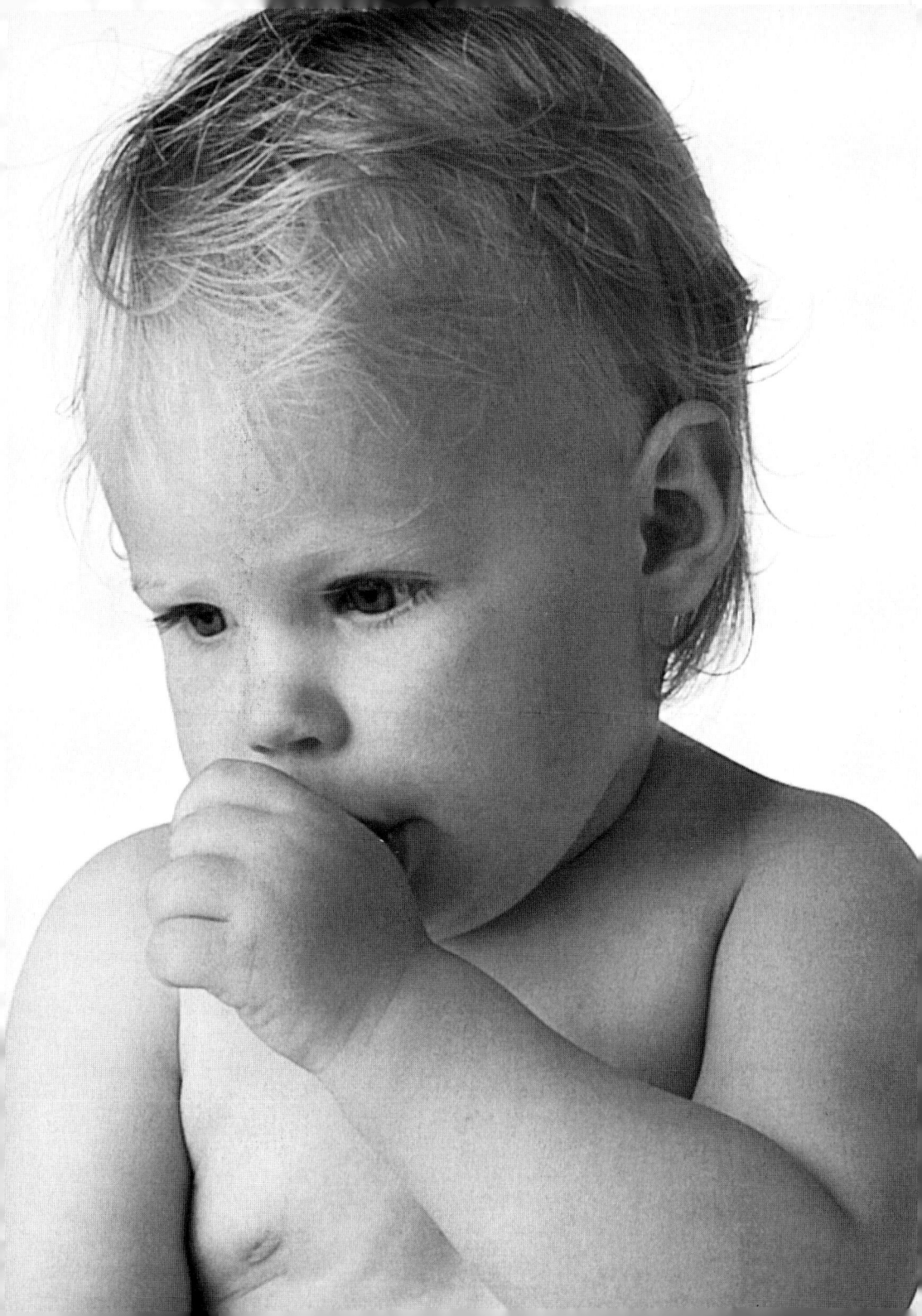

NERVÖSEN KINDERN tut frischer Kopfsalat gut

zum Essen zwingen, sondern lieber seinem Instinkt folgen und fasten lassen, wenn es sich danach fühlt. Bei Erkrankungen des Verdauungstrakts sind schwere, fette Speisen und Fleischprodukte möglichst zu meiden. Auch Nüsse und Milchprodukte nur sparsam anbieten. Und mit Süßigkeiten tut man dem kranken Kind jetzt wirklich nichts Gutes. Allenfalls kann etwas Honig geschleckt werden oder mit Honig gesüßter Grießbrei.

Erkrankungen der Luftwege können durch alle schleimlösenden Nahrungsmittel wie Fenchel, Beeren, Zitronensaft oder Äpfel wirksam mitbekämpft werden. Erkrankungen der Haut können gemildert werden durch eine gesunde und ausgewogene Vollwertkost, bei der Fleisch, Milch, Zucker und Weißmehl möglichst gemieden werden und Frischkost in Form von Müsli (mit Fruchtsaft, Joghurt oder Mandelmilch), Obst, Salat und Gemüse im Vordergrund steht. Bei Blasen- und Nierenleiden mit Salz sparsam sein, lieber mit Kräutern würzen.

DÜFTE passen besonders gut in die Welt der Kinder

Als Diätunterstützung bei Nervosität wirkt frischer Kopfsalat (aber nur aus biologischem Anbau!), der ruhig dreimal täglich auf dem Speiseplan stehen darf, wenn das Kind unter nervösen Störungen leidet. Moderne Nahrungsmittelchemiker haben das Geheimnis dieses alten Bauernrezepts gelüftet: Kopfsalat enthält kleine Spuren einer Substanz, die im Aufbau dem Morphium ähnelt (so wie auch Mohn, Hopfen und andere traditionelle Beruhigungsmittel). Den Strunk schälen und feingeschnitten mitverwenden, er ist besonders kalziumreich. Und auch Kalzium ist gut für die Nerven.

Duft

Wenn Kräuter einen intensiven, frischen Duft verströmen, ist das Ausdruck ihrer großen Heilkraft. Denn Düfte beleben nicht nur unsere Sinne, sie können auch krampflösend, stärkend (tonisierend), anregend und sogar entzündungshemmend wirken.

Sie wirken aber gleichzeitig auch ausgleichend auf die Psyche und passen dadurch besonders gut in die Welt der kleinen Kinder. Früher war es selbstverständlich, daß man duftende Kräuter in den Zimmern aufstellte oder zum Holz ins Feuer warf. Der Duft der Kräuter ist eingefangen im ätherischen Öl, einer flüchtigen Essenz, die durch Destillation im Labor gewonnen wird und in Apotheken erhältlich ist. Diese Duftöle lassen sich vielfach verwenden – im Bad, für die Massage, man kann sie zum Einnehmen auf Zucker geben oder einfach im Raum versprühen. Wenn man einige Tropfen davon in eine Schale mit heißem Wasser träufelt, verbreitet sich der Duft im ganzen Zimmer. Das ist alle Tage schön, aber besonders wohltuend für ein Krankenzimmer. Die Wasserschale sollte möglichst auf der Heizung stehen.

Für ein Duftbad werden ein paar Tropfen ätherisches Öl (für ein Säuglingsbad genügen 2 bis 3 Tropfen) in einer Flasche mit warmem Wasser geschüttelt, bevor es dem Badewasser zugesetzt wird: So verteilt es sich besser. Für Massagen wäre die reine Essenz zu intensiv, aber sie läßt sich leicht mit Babyöl mischen – 20 Tropfen der Essenz gut mit 50 ml Öl verschütteln – und ergibt so ein hervorragendes Massageöl für die Aromatherapie. Mit Ysop zum Beispiel vertreibt so eine Bauchmassage Blähungen im Säuglingsalter.

Lassen Sie Ihr Kind seinen Lieblingsduft selbst auswählen. Außer den schon erwähnten gemeinsamen Eigenschaften: siehe die Anhaltspunkte im Kasten links.

Durchfall

Durchfall ist Anzeichen für eine Überforderung des Verdauungsapparats: Der Organismus entlastet sich. Das muß nicht nur mit Ernährungsfehlern zusammenhängen, es kann auch eine konstitutionsbedingte Sensibilität vorliegen. Die wichtigste Behandlung besteht in ein bis zwei Fastentagen mit anschließendem sorgfältigem Diätaufbau, was sich einige Tage lang hinzieht. Während dieser Zeit bekommt das Kind Heidelbeertee (siehe *Heidelbeeren*) zu trinken. Die Kost besteht am ersten Tag aus Reisschleim, am zweiten aus weich gedämpften Möhrchen, am dritten aus zusätzlich fein geriebenem Apfel. Die Mengen richten sich nach dem Alter des Kindes. Die

DUFTÖLE lassen sich innerlich und äußerlich verwenden

- *Thymian*, *Salbei* und *Pinie* sind gut für die Atemwege, helfen bei Erkältungen.
- *Majoran* und *Ysop* wirken krampflösend.
- *Koriander* und *Kümmel* regen die Verdauung an.
- *Bergamotte* und *Kamille* stärken die Abwehrkräfte des Kindes.
- *Rosmarin* und *Rosenessenz* beleben und vertreiben Müdigkeit.
- *Lavendel* und *Melisse* entspannen.

BROMBEER-BLÄTTER-TEE wirkt leicht stopfend und ist so mild, daß er schon Babys gegeben werden kann

BESONDERS BEI BABYS UND KLEINKINDERN
ist durch den hohen Flüssigkeitsverlust bei einem Durchfall immer an die Gefahr des inneren Austrocknens zu denken, vor allem, wenn Erbrechen damit einhergeht. In solchen Fällen muß das Kind noch am selben Tag ärztlich untersucht werden, notfalls in der Kinderklinik.

Speisen werden leicht gesalzen, auf keinen Fall gezuckert. Man verzichtet noch mehrere Tage lang auf ausgesprochene Eiweißträger wie Milch, Fleisch und Eier. Auf diese Weise wird sich der Darm sehr gut erholen und widerstandsfähiger bleiben. Reis, Äpfel und Möhren sind pflegend für den Darm und sollten bei Kindern, die zu Durchfall neigen, oft auf den Teller kommen.

Brombeerblättertee wirkt leicht stopfend und kann auch als Haustee täglich getrunken werden. Er wird ungesüßt gegeben und ist so mild, daß er sich schon ab dem Säuglingsalter eignet. Wenn Sie selbst sammeln wollen: Nehmen Sie die jungen Blätter im April/Mai – bevor die Sträucher zu blühen beginnen. Pro Zweig nimmt man nur fünf Blätter, um der Pflanze nicht zu schaden, und legt sie zu Hause zum Trocknen aus. Getrocknete Heidelbeeren sind bei Kleinkindern das beliebteste Mittel gegen Durchfall, und sie helfen prompt. Die Kinder dürfen im akuten Fall davon essen, soviel sie wollen, müssen aber gut kauen und einspeicheln.

BROMBEER-BLÄTTERTEE
hilft Babys und älteren Kindern bei Sommerdurchfall: 1 Teelöffel der getrockneten Blätter mit einer Tasse kochendem Wasser übergießen, zugedeckt zehn Minuten ziehen lassen, möglichst ungesüßt zu trinken geben.

GEBEKA
N
K
A

Echinacea

Diese Heilpflanze kommt von den nordamerikanischen Indianern und heißt bei uns Amerikanischer Sonnenhut. Sowohl die Blätter als auch die Wurzel werden verwendet und geschätzt. Die aus der Pflanze gewonnenen Präparate, in Kapseln oder Tropfenform, gehören heute zu unseren wertvollsten Hausmitteln (nach Packungsbeilage dosieren).

Wenn eine Erkältung droht, gibt man die Tropfen vor dem Schlafengehen in den Tee; das läßt das Kind oft kräftiger und mit mehr Abwehrenergie aufwachen. Für Umschläge bei schlecht heilenden Wunden und schmerzenden Verletzungen wird Echinacea-Tinktur im Verhältnis 1:5 mit Wasser verdünnt. Auch bei der unterstützenden Behandlung von Hautkrankheiten hat sich Echinacea bewährt – Waschungen und Kompressen mit der verdünnten Tinktur können schorfige Ausschläge rasch zum Verschwinden bringen.

> **KINDERN, DIE ZU ERKÄLTUNGEN** neigen, vorbeugend Echinacea geben

Einreibungen

Einreibungen sind wohltuend bei Zerrungen, Verstauchungen und Muskelschmerzen. Zum Beispiel nach einem Sturz oder wenn ein Schulkind beim Sport zuviel geleistet hat. In solchen Fällen verwendet man Arnikatinktur: 1 Eßlöffel Arnikatinktur mit 1/4 Liter Wasser verdünnen. Man muß wirklich sorgfältig abmessen, denn wenn die Tinktur zu konzentriert ist, kann die Haut mit Bläschen reagieren. Man benetzt die schmerzende Stelle mit der Flüssigkeit und reibt diese leicht massierend in die Haut ein (siehe auch *Erste Hilfe*).

Arnikatinktur ist in Apotheken erhältlich. Wer die Tinktur selbst herstellen will, besorgt sich in der Apotheke oder in einem guten Kräuterladen die getrockneten Blüten. Sie werden in einer weithalsigen Flasche im Verhältnis 1:10 (zum Beispiel 1 Eßlöffel Blüten, 10 Eßlöffel Alkohol) mit 70prozentigem Alkohol übergossen. Nach vierzehn Tagen wird der Inhalt durch ein Leinentuch gefiltert und ist gebrauchsfertig.

Wenn ein Kind sich erkältet hat, tut es gut, Brust und Rücken einzureiben. Hier verwendet man *Oleum Pini*, das ätherische Öl der Latschenkiefer, oder Pfefferminzöl (beides aus der Apotheke). Die heilenden Stoffe der Öle werden von der Haut aufgenommen und eingeatmet. Sie lösen Verschleimungen und machen die Nase frei. Wichtig: Ätherische Öle sind für sich genommen zum Einreiben

> **1 EßLÖFFEL ARNIKATINKTUR** mit 1/4 Liter Wasser verdünnen

zu scharf, man vermischt ein paar Tropfen davon mit Baby- oder Olivenöl (siehe auch *Johannisöl*)

Entspannung

Es gibt nichts Entspannenderes für Kinder und Erwachsene gleichermaßen als ein warmes Bad mit Kräuterzusätzen. Wollen Sie Ihrem Kind nach einem turbulenten Tag eine beruhigende und wohltuende Badeessenz bereiten, so geben Sie ein paar Tropfen Melissenöl und einen Aufguß aus Minze, Hopfen und Fichtennadeln ins Badewasser.

Den Aufguß bereitet man so: 3 Liter kochendes Wasser auf insgesamt 200 Gramm zu gleichen Teilen gemischte Kräuter geben, zwanzig Minuten ziehen lassen, abseihen. Viele Kinder werden schon im Bad schläfrig, also vorher alles bereitlegen, um die Kleinen gleich ins Bett tragen zu können. Eine andere Art, Kinder zu entspannen, ist die Ganzkörpermassage oder auch die Teilmassage der Gliedmaßen (siehe auch *Baby-Massage, Massage*). Mit sanftem, aber stetem Druck werden Rumpf, Arme und Beine massiert und gestreichelt. Manchen Babys gefällt das so gut, daß sie davon eher munter als ruhig werden. Dann ist ein sanftes Ausstreichen der Fingerchen und Zehen angebracht.

> **AUCH HEUBLUMEN-BÄDER WIRKEN ENTSPANNEND UND BERUHIGEND**
> 2 Liter kochendes Wasser auf 100 Gramm Heublumen gießen, zwanzig Minuten ziehen lassen und abgeseiht dem Badewasser zugießen.

> **DEM BAD EIN PAAR TROPFEN Melissenöl und einen Tee aus Minze, Hopfen und Fichtennadeln zusetzen**

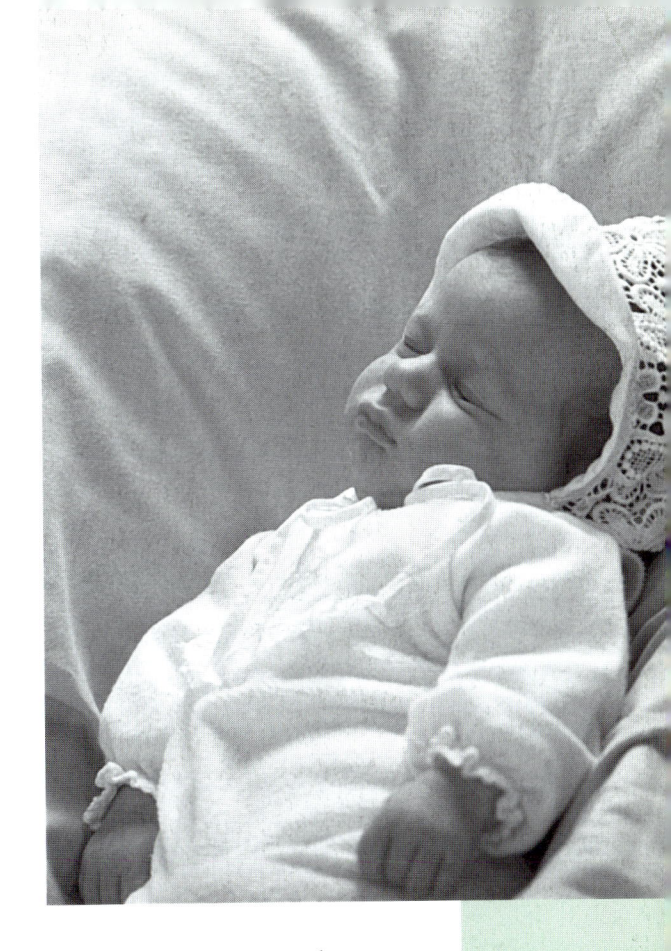

TÄGLICH ein kleines Glas organischen Rote-Bete-Saft trinken lassen

VITAMIN C schützt wirksam vor Infektionen aller Art

Um die entspannende Wirkung noch zu verstärken, gibt man dem Massageöl einen Tropfen Lavendelöl zu. Auch Johannisöl, im Bereich des Solarplexus einmassiert (zwischen Brustbein und Nabel), kann das Kind entspannen und beruhigen, dies wirkt besonders gut bei Schulkindern zum besseren Einschlafen am Abend vor Schulaufgaben und anderen Prüfungen.

Epidemie

Es besteht kein Zweifel, daß sich ansteckende Krankheiten in Kindergärten und Schulen so leicht verbreiten können wie nirgendwo sonst. Oft haben sich die Kinder schon angesteckt, bevor man vom Ausbruch einer Epidemie erfahren hat. Die einzige Vorsorge, die man dagegen treffen kann, ist die, für einen guten allgemeinen Gesundheitszustand seines Kindes zu sorgen: durch eine bedachte Ernährung und das regelmäßige Trinken von Kräutertee (siehe *Teekräuter*).

Wenn man allerdings weiß, daß ansteckende Krankheiten grassieren, kann man versuchen, seinem Kind durch folgende Mittel zu einer Art Schutzschild zu verhelfen: Täglich ein kleines Glas organischen Rote-Bete-Saft trinken und auch viel organische rote Bete essen lassen, vielleicht auch im Rohkostsalat (wenn die Rüben nicht aus organischem Anbau stammen, können sie bestimmte, unzuträgliche Stoffe enthalten und sind hier ungeeignet). Der Geschmack läßt sich mit Zitronensaft, Buttermilch oder Sauerrahm verfeinern. Auch Vitamin C ist ein wirksamer Schutz vor Infektionskrankheiten. Eine gute Gewohnheit ist es deshalb, im Winter und bei schlechtem Wetter ein Gläschen frisch gepreßten Orangensaft vor dem Frühstück zu trinken (siehe auch *Abwehrkraft, Echinacea*).

EIN GANZ BESONDERS KRÄFTIGENDER TEE FÜR KINDER: 50 Gramm Quendel, 50 Gramm Johanniskraut, 10 Gramm Tausendgüldenkraut, 20 Gramm Rosmarin und 50 Gramm Brennesseln werden gemischt; 1/2 Liter kochendes Wasser auf 2 Eßlöffel geben und zehn Minuten ziehen lassen.

Erbrechen

Wenn ein Kind erbricht, hat der kleine Körper sich meistens schon selbst geholfen: Er hat sich der

Störungsursache entledigt. Gibt man dem Kind danach eine Tasse guten Pfefferminztee, ungesüßt und mäßig warm, und läßt es in kleinen Schlucken trinken, ist meist alles wieder gut.

Wenn Fieber und vor allem Durchfall dazukommt, muß man hingegen noch am selben Tag zum Arzt gehen, besonders mit kleinen Kindern und Säuglingen. Es kommt vor, daß Schulkinder vor wichtigen Prüfungen aus Nervosität erbrechen. Ihnen sollte man möglichst oft Tee aus Johanniskraut zu trinken geben (siehe dort). Er stärkt die Nerven. Wenn Säuglinge spucken, hat das selten mit Erbrechen zu tun. Sie haben meist nur zu schnell oder zuviel getrunken. Ausnahme: Erbricht sich die Milch regelmäßig in hohem und weitem Schwall, statt am Lätzchen herunterzurinnen, kann es sich um den eher seltenen Magenpförtnerkrampf handeln. Hier hilft ärztliche oder homöopathische Behandlung.

Erdbeeren

Wie schön, daß es Verlockungen gibt, bei denen Kinder nicht gebremst werden müssen!

Erdbeeren waren früher sogar ein Mittel der Volksheilkunde, weil sie durch ihren hohen Gehalt an Eisen, Vitaminen und Spurenelementen so aufbauend wirken. Ganz besonders, wenn Kinder blaß sind oder eine Krankheit hinter sich haben, sind Erdbeeren eine Wohltat. Sie machen sich gut im Müsli, auf einem Brot mit Nußmus oder als Pfannkuchenfüllung mit Quark vermischt. Natürlich sollte man heute, gerade für Kinder, möglichst Beeren aus organischem Anbau nehmen. Man kann sie auch als Saft geben, den vertragen selbst Kinder, die von frischen Früchten Nesselausschlag bekommen. Erdbeersaft gibt es im Bioladen oder Reformhaus; Kinder bekommen ihn löffelweise oder mit Wasser verdünnt als erfrischendes Getränk.

Erkältung

Die Volksheilkunde kennt viele Mittel gegen Schnupfen, Husten oder Halsweh, die vor allem immer die Selbstheilungskräfte des Körpers anregen und unterstützen. Das ist für Kinder besonders wichtig, weil so mit jeder überstandenen Krankheit Abwehrkraft gebildet wird.

Wasseranwendungen sind hier besonders empfehlenswert, zum Beispiel das Überwärmungsbad, nach seiner Erfinderin Maria Schlenz oft auch Schlenz-Bad genannt.

EINE TASSE PFEFFERMINZTEE, ungesüßt und mäßig warm, zu trinken geben

DURCH IHREN HOHEN GEHALT AN EISEN, Vitaminen und Spurenelementen sind Erdbeeren so gesund

SO EIN BAD vertragen sogar schon Babys

Als Badezusatz wird ein Heublumenaufguß verwendet. Heublumensäckchen bekommen Sie gebrauchsfertig in Reformhäusern und Drogerien zu kaufen (siehe *Heublumen*). Sie brauchen ein Fieber- und ein Wasserthermometer. Das Wasser hat zu Beginn 37 Grad Celsius oder die Körpertemperatur des Kindes (mit dem Fieberthermometer messen) und wird allmählich durch die langsame Zugabe von heißem Wasser um 1 bis 1 1/2 Grad gesteigert. Das Kind sollte ruhig und ganz unter Wasser liegen, man kann ihm die Haut etwas bürsten oder mit einem Waschlappen abreiben. Die Badedauer beträgt insgesamt ca. dreißig Minuten (bei Babys zehn bis fünfzehn Minuten). Die Temperatur darf auch zum Ende hin nie abfallen.

Anschließend wird das Kind ohne Abtrocknen sofort in ein großes Badetuch gewickelt und ins Bett gelegt, wo es kräftig schwitzen darf. Es muß unbedingt zugedeckt bleiben. Zum Ausgleich für die ausgeschwitzte Flüssigkeit bekommt es Vitamin-C-haltigen Orangensaft (Zimmertemperatur!) oder Hagebuttentee. Es sollte nach diesem anstrengenden Bad mindestens eine Stunde im Bett bleiben. In leichteren Fällen, oder wenn man soviel Zeit und Mühe nicht aufbringen kann, hilft auch schon das ansteigende Fußbad: Hier steckt das Kind nur die Füße in anfangs lauwarmes Wasser, das gerade bis zu den Knöcheln reicht. Dann wird heißes Wasser zugegossen.

Das Bad dauert ca. zehn bis fünfzehn Minuten. Zum Schluß sollte das Wasser so heiß sein, daß es die Füße gerade noch aushalten. Danach werden sie leicht abgetrocknet und mit dicken Socken warm gehalten. Die Wirkung dieses Fußbads wird noch erhöht, wenn man statt heißem Wasser heißen Thymiantee zugießt. Rezept: 1 Tasse Thymian mit 1 Liter kochendem Wasser überbrühen, gut zugedeckt zehn Minuten ziehen lassen, abseihen.

Hier noch ein altbewährtes Rezept für einen Erkältungstee. Lindenblüten, Königskerzenblüten (Wollblumen), Holunderblüten,

DAS THYMIAN-FUSS-BAD dauert nur fünfzehn Minuten

ZWIEBELSIRUP
1 ganze Zwiebel fein hacken, mit 3 Eßlöffeln braunem Zucker vermischen, mit 1/8 Liter Wasser verrühren und einige Minuten unter Rühren leicht kochen. Ein paar Stunden lang stehenlassen, dann durch ein Tuch drücken.

Hagebutten und Quendel werden zu gleichen Teilen gemischt. 1 Teelöffel davon genügt auf 1 Tasse kochendes Wasser. Zugedeckt zehn Minuten ziehen lassen und abseihen. Wenn der Tee auf Trinktemperatur abgekühlt ist, wird er noch mit ein paar Tropfen Zitronensaft und Honig verfeinert. Er soll so warm wie möglich getrunken werden, dann fördert er das Schwitzen und wirkt entzündungshemmend. Ein anderes wahres Zaubermittel gegen alle möglichen Arten von Erkältungen haben Sie immer zur Hand: die Zwiebel. Daraus können Sie Zwiebelsirup kochen und Ihrem Kind drei- bis fünfmal täglich 1 bis 2 Teelöffel davon geben. Das wirkt mitunter wahre Wunder (siehe Kasten Seite 42).

Erste Hilfe

Im Wald und auf der Wiese wachsen die ältesten »Heftpflaster« der Welt. Die Blätter von Goldrute, Schafgarbe, Huflattich und Spitzwegerich – alles Kräuter, die fast überall zu finden sind – wirken blutstillend und zusammenziehend, helfen kleinen Wunden, schnell und ohne Entzündung oder Eiterung zu verheilen. Die Schafgarbe soll einst die Ferse des Achilles geheilt haben, das hat ihr den botanischen Namen *Achillea* eingebracht.

Wenn sich ein Kind beim Wandern oder Radfahren eine kleine Verletzung zugezogen hat, sucht man saubere, makellose Blätter aus, zerreibt sie entweder zwischen zwei Steinen oder kaut ein wenig auf ihnen, so daß der Pflanzensaft austritt, und legt sie auf die Wunde. Die langen, festen Blätter des Spitzwegerichs lassen sich sogar um Finger wickeln und zubinden. An so einem Verband haben Kinder viel Spaß. Gänseblümchenblätter wirken kühlend und abschwellend. Sie sind also das Richtige für Beulen und Stiche (siehe *Insektenstiche*). Andere natürliche Mittel für die Erste Hilfe zu Hause können Sie sich aus der Apotheke besorgen. Arnikatinktur, verdünnt auf ein Läppchen geträufelt, heilt Quetschungen, Schürf- und Schnittwunden; die pulverisierte Wurzel der Tormentill, auf blutende Wunden gestreut, stoppt die Blutung; im Volksmund heißt sie daher auch »Blutwurz«. Silicea-Gel, ein Kieselsäurepräparat, hilft ebenfalls bei allen diesen kleinen Verletzungen, Verbrennungen und auch bei Sonnenbrand.

Wichtig für alle Eltern ist der Abschluß eines Erste-Hilfe-Kurses, wie sie vom Roten Kreuz regel-

FRISCHE BLÄTTER von Heilkräutern bei kleinen Verletzungen unterwegs

mäßig angeboten werden. Welche homöopathischen Mittel in ernsthaften Notfällen rasche Hilfe bringen und wie man sich in diesen Situationen jeweils am besten verhält, steht in sehr übersichtlicher und umfassender Form in dem Heftchen: *Homöopathische Erste Hilfe – Ein praktischer Ratgeber.*

XASEMGKFISMK

ROTE TÖNE wirken beruhigend auf Babys

FENCHEL vertreibt Blähungen und Bauchweh

Farben

In alten Kulturen werden Farben heute noch zur Heilung benutzt. In Indien wird zum Beispiel Wasser hinter farbigem Glas an die Sonne gestellt und bestimmten Patienten zum Trinken gegeben. Auch in unserer Naturheilkunde wird die Kraft der Farben wieder miteinbezogen. Dabei wurde festgestellt, daß Rot die Farbe ist, die Säuglinge beruhigt.

Man kann die Wände des Kinderzimmers rosa streichen und rote Gardinen anbringen, so daß der Raum in rötliches Licht getaucht ist. Babys und kleine Kinder fühlen sich wohl darin. Die Anthroposophen empfehlen für Babys einen Betthimmel aus hellrotem Stoff, vorzugsweise Seide, über den noch hellblauer Stoff gelegt werden kann. Das schafft im Bettchen ein wohltuendes Purpurlicht.

> **MAN KANN DIE WÄNDE DES KINDERZIMMERS ROSA STREICHEN**
> und rote Gardinen anbringen, so daß der Raum in rötliches Licht getaucht ist. Babys und kleine Kinder fühlen sich wohl darin.

Besonders wenn Kinder krank sind, tun ihnen bestimmte Farben wohl. Alle Violettöne sollen zum Beispiel beruhigend wirken. Um dies zu erreichen, muß nicht das ganze Krankenzimmer entsprechend gestrichen sein. Ein großes Tuch oder Bettwäsche in diesen Farben reicht schon aus. Wenn ein krankes Kind liegen muß, kann man sein Bett nach Möglichkeit an ein Fenster schieben, wo es ins Grüne oder auf einen Baum blicken kann – dem frischen Pflanzengrün wird seit alters her heilende Kraft zugeschrieben.

Fenchel

Fenchel wurde schon von den alten Griechen als heiliges Kraut verwendet und in Tempelgärten angebaut. Er ist eine typische Heilpflanze für Mütter und kleine Kinder.

Schon in der Stillzeit wirkt er milchbildend bei der Mutter, und beim Baby vertreibt er Blähungen und Bauchweh. Durch seine krampflösende Wirkung wird er auch bei Erkältungskrankheiten und Husten gern verwendet. Fenchel wächst bei uns nicht wild, läßt sich aber in sonnigen Gärten anbauen. Fencheltepräparate gibt es gebrauchsfertig im Handel. Bei Husten süßt man mit Honig, bei Blähungen gibt man ihn besser ungesüßt. Probieren Sie Fenchel auch als Gewürz, besonders an Speisen, die leicht Blähungen verursachen. Sein Aroma paßt zu Kuchen, Gemüse, Aufläufen und macht sich überraschend gut in italienischen Eintöpfen und Nudelsoßen.

Fieber

Wenn Ihr Kind auf eine Infektion mit hohem Fieber reagiert, ist das ein Zeichen für seine große Vitalität.

Die hohe Temperatur »verbrennt« schädliche Krankheitserreger. Fieber ist also eine Heilmaßnahme des Körpers, keine Krankheit – es entgiftet und stärkt die Abwehrkraft. Wenn man es mit Medikamenten künstlich senkt, fällt man der Selbstheilungskraft in den Rücken. In der Naturheilkunde arbeitet man daher immer mit dem Fieber, manchmal wird sogar ein künstliches Fieber angeregt (siehe *Erkältung*). Dabei wird es mit sinnvollen Maßnahmen unterstützt (siehe *Saft*, *Sanddorn*, *Teekräuter*, *Wasser*). Steigt die Temperatur allerdings über 39 Grad, empfehlen sich Wadenwickel. Sie leiten die Hitze nach unten ab, das mildert Unruhe, Benommenheit und Kopfschmerzen. So werden sie gemacht: Ein mehrfach gefaltetes Leinentuch, das in der Breite von den Knien bis zu den Knöcheln des Kindes reicht, wird in kaltem Wasser ausgedrückt, dann gut ausgewrungen, um die Waden des Kindes gelegt und glattgestrichen. Darüber kommt ein etwas größeres, trockenes Leinentuch und darüber ein Wolltuch. Dieses kann wieder etwas kleiner sein, damit es nicht auf der Haut kratzt. Wichtig ist, daß man schnell vorgeht. Einfacher geht es oft mit Kniestrümpfen, von denen man die Fußteile

EIN TEE AUS WEIDENRINDE

1 Teelöffel Rinde mit 1/4 Liter kaltem Wasser sehr langsam bis zum Sieden erhitzen, vom Feuer nehmen, noch fünf Minuten ziehen lassen und abseihen – gilt als Erste Hilfe bei Fieberkrämpfen. Dem Kind zwischen den Anfällen schluckweise zu trinken geben. Auch die Kamille mit ihrer vielseitigen Heilkraft lindert Fieber (1/4 Liter kochendes Wasser auf 2 Teelöffel fünfzehn Minuten ziehen lassen).

DIE HOHE KÖRPERTEMPERATUR »verbrennt« Krankheitserreger

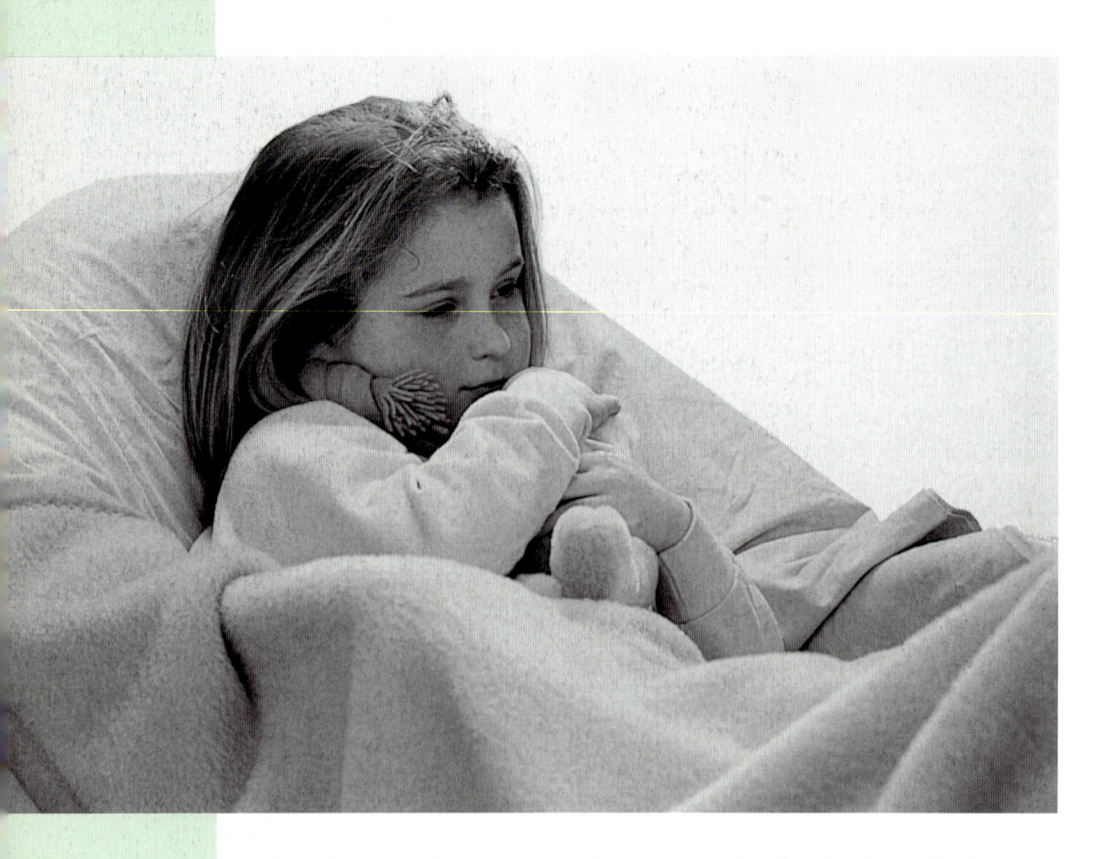

HOMÖOPA-THIE bei Fieber

abgeschnitten hat. Sie werden dem Kind gut ausgewrungen über die Waden gezogen, und darüber kommt eine doppelte Lage trokkener Wollstrümpfe. Nach ca. zwanzig Minuten ist der Wickel meist trocken, auch sonst nimmt man ihn nach einer halben Stunde ab und frottiert die Waden trokken. Bei Bedarf die Wadenwickel nach einer Stunde erneuern, immer an beiden Beinen gleichzeitig. Wenn das Fieber auf 38 oder 38,5 Grad Celsius gesunken ist und das Kind sich erleichtert fühlt, kann man damit aufhören.

Die wirksamsten homöopathischen Mittel
– bei plötzlichem, hohem Fieber:
• *Aconit* (das Kind ist ängstlich und unruhig, schwitzt nicht, hat Durst)
• *Belladonna* (das Kind will in Ruhe gelassen werden, schwitzt oder »dampft«, hat kaum Durst)
– bei allmählich (nicht innerhalb von Stunden) ansteigendem, hohen Fieber:

- *Ferrum phosphoricum* (schwitzt, hat Durst)

Man gibt bei allen Mitteln die Potenz C 30, 10 Tropfen oder Kügelchen in ein halbes Glas Wasser, davon alle zehn bis sechzig Minuten einen Teelöffel voll, bis sich das Befinden verändert hat.

Bei hohem Fieber muß immer auch am nächsten Tag Bettruhe eingehalten werden. Das Kind darf viel Orangensaft trinken oder auf andere Weise Vitamin C zu sich nehmen. Ein klassisches Getränk für fieberkranke Kinder und auch ein gutes Mittel gegen Grippe ist Rote-Bete-Saft (heute nur noch aus organischem Anbau empfehlenswert). Auch Kirschsaft soll bei Fieber besonders gut tun. Wichtig: Bei sehr wenigen Kindern besteht eine Neigung zu Fieberkrämpfen – sie müssen dann unbedingt unter ärztliche Überwachung. Alle hier genannten Mittel können die ärztliche Behandlung bei Infektionskrankheiten unterstützen, aber nicht ersetzen.

Frühjahrskur

Eine sinnvolle Frühjahrskur sollte über drei Wochen durchgeführt werden und tut auch schon Kindern gut. Man achtet dabei auf eine vitaminreiche Ernährung, schränkt tierisches Eiweiß ein (Fleisch, Milch, Eier), meidet tierische Fette und gesüßte Getränke. Statt dessen gibt es besonders viel Kräutertee, den man, wenn man auf dem Land wohnt, sogar aus frischen Frühlingskräutern zubereiten kann.

Gundelrebe, Ehrenpreis, Birkenblätter, Brennessel, Spitzwegerich und Löwenzahn sind die typischen Vertreter dieser Sorte und die besten Bestandteile für einen Frühjahrstee. Sie wirken entschlackend, entgiftend, blutreinigend und tonisierend. Man kann sie frisch oder getrocknet (auch vom Vorjahr) verwenden und zur Anreicherung mit Vitamin C noch getrocknete Hagebutten dazugeben. So wird der Tee zubereitet: Von einer Mischung aus zwei Teilen Löwenzahnwurzeln, einem Teil Brennesselblättern und einem Teil von den gemischten übrigen Blättern übergießt man 2 Eßlöffel voll mit 1/2 Liter kochendem Wasser und läßt es zugedeckt zehn Minuten ziehen, bevor man abseiht. Für eine Kur trinkt man täglich 3 bis 4 Tassen (die ganze Familie kann mitmachen, Kinder ab zwei Jahren). Statt dieser Teekur kann man sich auch für eine Kur mit frischen Preßsäften entscheiden; sie ist in der Wirkung noch kräftiger. Wenn man die Kräuter direkt von einer (unge-

GUNDELREBE, Ehrenpreis, Birkenblätter, Brennessel, Spitzwegerich und Löwenzahn

EINE SAFTKUR dauert vierzehn Tage

düngten!) Wiese sammeln kann, tut man das morgens, wenn sie noch taufrisch sind, und preßt sie mit einem Zentrifugalentsafter aus.

So eine Saftkur dauert vierzehn Tage und verläuft folgendermaßen: Am ersten Tag nimmt man 1 Teelöffel Saft in 2 Teelöffeln Buttermilch, am zweiten Tag 2 Teelöffel Saft in 4 Teelöffeln Buttermilch und so weiter bis zum siebten Tag. Danach verringern sich die Mengen in der gleichen Art bis zum vierzehnten Tag, an dem man wieder, wie am ersten Tag, 1 Teelöffel Saft in 2 Teelöffeln Buttermilch nimmt. Die angegebenen Mengen sind für Kinder ab sechs Jahren, Erwachsene nehmen das Doppelte. Man muß den Kräutersaft täglich frisch zubereiten, kann ihn aber auch im Bioladen oder Reformhaus kaufen (zum Beispiel *Schoenenberger Pflanzensäfte*). In diesem Fall wird man sich wahrscheinlich auf 1 bis 2 Kräuterarten nach Wahl beschränken, zum Beispiel Löwenzahn und Brennessel. Das angenehmste an jeder Frühjahrskur ist schmackhaft zubereitetes Wildgemüse (siehe *Wildgemüse*), auch wenn man es sich nur an den Wochenenden »leisten« kann, weil das Sammeln ziemlich viel Zeit beansprucht.

MIT SENFMEHL wirkt das Fußbad noch stärker

EIN FUSSBAD aus Heublumen wirkt ableitend bei Erkältungen

Fußbad

Leidet ein Kind unter chronischen Beschwerden der oberen Atemwege, hat es einmal kalte Füße oder kündigt sich eine Erkältung an, kann ein Fußbad heilsam sein. Nehmen Sie einen Eimer oder ein anderes hohes Gefäß, in dem die Füße des Kindes Platz haben, und füllen Sie es bis zu den Waden.

Das Wasser sollte so heiß sein, wie es dem Kind angenehm ist. Durch vorsichtiges, allmähliches Zugießen von heißem Wasser wird die Temperatur gehalten oder – noch wirkungsvoller – langsam gesteigert, im Rahmen des Erträglichen. Die Dauer des Fußbads kann zehn bis fünfzehn Minuten betragen. Wenn Sie dem Kind etwas vorlesen oder ihm eine Geschichte erzählen, geht die Zeit rasch vorbei.

Mit einem Aufguß aus Fichtennadeln und 1 Teelöffel Meersalz hilft das Fußbad auch bei Einschlafstörungen.

Ein Fußbad mit Heublumenaufguß wirkt ableitend bei Erkältungen im Nasen-Rachen-Raum (siehe *Mandelentzündung*). Eine besonders gute Wirkung erzielt man, wenn man dem heißen Fußbad einen kurzen, kühlen Guß auf Unterschenkel und Füße folgen läßt, dann gut abfrottiert und das

Kind sofort ins warme Bett legt (mit Wärmflasche vorwärmen). Geht das Kind nicht ins Bett, sollte es nach dem Fußbad warme Socken tragen.

Füße

In den Füßen befinden sich nach Meinung vieler Naturheilkundiger kleinere und größere Reflexzonen, die zu allen Organen des Körpers in Beziehung stehen. Diese Zusammenhänge sind vielleicht eine Erklärung dafür, warum Fußbäder bei Schnupfen oder Bauchweh Erleichterung bringen. Einem Baby, das Bauchweh hat, tut es immer gut, wenn man das Füßchen in die Hand nimmt und mit dem Daumen sanft und fest über die Fußsohle streicht. Eine natürliche Fußmassage für größere Kinder ist das Barfußlaufen. Pfarrer Kneipp empfahl das morgendliche Tautreten. Wer ein Stück Rasen vor der Türe hat, sollte es mit seinen Kindern einmal ausprobieren.

Man läuft mit nackten Füßen fünf bis zehn Minuten auf dem taufeuchten Gras und frottiert sie anschließend warm. Das ist nicht nur wunderbar für die Füße, sondern regt auch den Kreislauf an und stärkt die Abwehrkraft. Vielleicht ist das eine gute Sache, um dem nächsten Dauerschnupfen vorzubeugen, aber achten Sie immer darauf, daß die Füße zu Beginn warm sind. Und hinterher immer rasch wieder aufwärmen, vielleicht auch ein Paar Wollsocken anziehen!

MAN LÄUFT MIT NACKTEN FÜSSEN fünf bis zehn Minuten auf dem taufeuchten Gras

ALS KRÄUTERZUSATZ EIGNEN SICH ZINNKRAUT, KAMILLE, FICHTENNADELN, HEUBLUMEN, GEMISCHT ODER EINZELN

2 Liter kochendes Wasser auf ca. 200 Gramm, nach einer halben Stunde abseihen und die Flüssigkeit dem Fußbad zusetzen. Auch Eichenrinde wirkt nachhaltig: 100 Gramm auf 1/2 Liter Wasser kalt ansetzen, über Nacht stehenlassen, dann abseihen, die Flüssigkeit erhitzen und dem Badewasser zufügen.

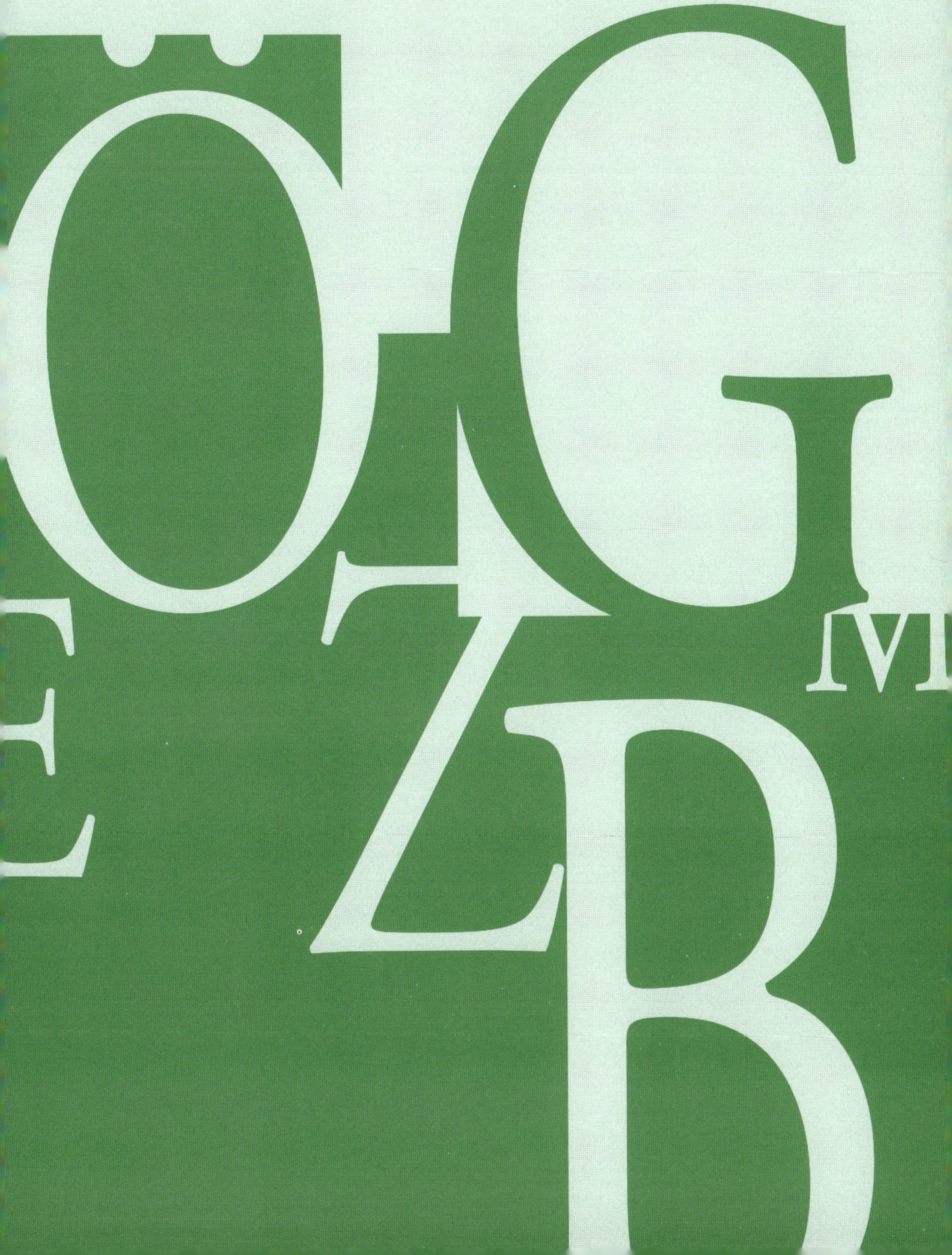

GEMÜSE-SÄFTE sind ein guter Vitaminspender. Am besten werden sie direkt vor dem Genuß im eigenen Entsafter gepreßt

ZITRONENSAFT süßen und mit Mineralwasser auffüllen – schon ist die Limonade fertig

Gemüse

Was früher der Suppenkasper war, gibt es heute oft in Form eines Gemüsekaspers. Wenn man das Kind jedoch schon frühzeitig an Gemüsebrei und Rohgemüse gewöhnt, läßt es sich auch später leichter zum Essen dieser wertvollen Lebensmittel bewegen. Gemüse enthalten im ausgewogenen Verhältnis Mineralstoffe, Vitamine und Vitalstoffe, die der kindliche Organismus dringend braucht. Wenn man Gemüse roh schnitzelt und dem Kind als Zwischendurchsnack in den Kühlschrank stellt, sind zwar schon einige Nährstoffe zersetzt, aber es bleibt immer noch eine wertvolle Ergänzung der Tageskost.

Gemüsesäfte sind vor allem in Zeiten, in denen das Kind weniger ißt, ein guter Vitaminspender. Am besten werden sie direkt vor dem Genuß im eigenen Entsafter gepreßt. Größere Kinder tun das auch gern selbst. Insbesondere Grüngemüse – wie Blattspinat, Selleriestauden, Salate, Mangold oder Kohl – gehören häufig auf den Speiseplan. Natürlich ist es ideal, das Gemüse im eigenen Garten ziehen zu können. Geht das nicht, sollte man sich bemühen, Gemüse aus biologischem Anbau zu bekommen. Je frischer, desto wertvoller ist es. Gemüse sollte besonders schonend behandelt und zubereitet werden.

Getränke

Aus Frucht- und Gemüsesäften, Früchtetee, Mineralwasser, Milch oder Joghurt lassen sich erfrischende und gesunde Getränke für Kinder mixen. Am besten werden sie mit Honig, Birnendicksaft oder Ahornsirup gesüßt. Von den Honigsorten eignet sich Akazienhonig am besten für Mixgetränke, weil er von Natur aus dünnflüssig ist und nicht hart wird.

Als Grundstoff für gesunde Limonade eignen sich Zitronensaft, starker Tee aus Hagebutte oder Malve oder Sanddornsaft. Einfach süßen und mit Mineralwasser auffüllen. Für Kinder, die wenig Appetit haben, mixt man stärkende Getränke aus Mandel- oder But-

EINEN GROßEN BECHER BUTTERMILCH, ein Glas organischen oder milchsauren Rote-Bete-Saft, ein Glas Apfelsaft mixen, mit Honig süßen und mit je einer Prise Nelken und Vanille würzen.

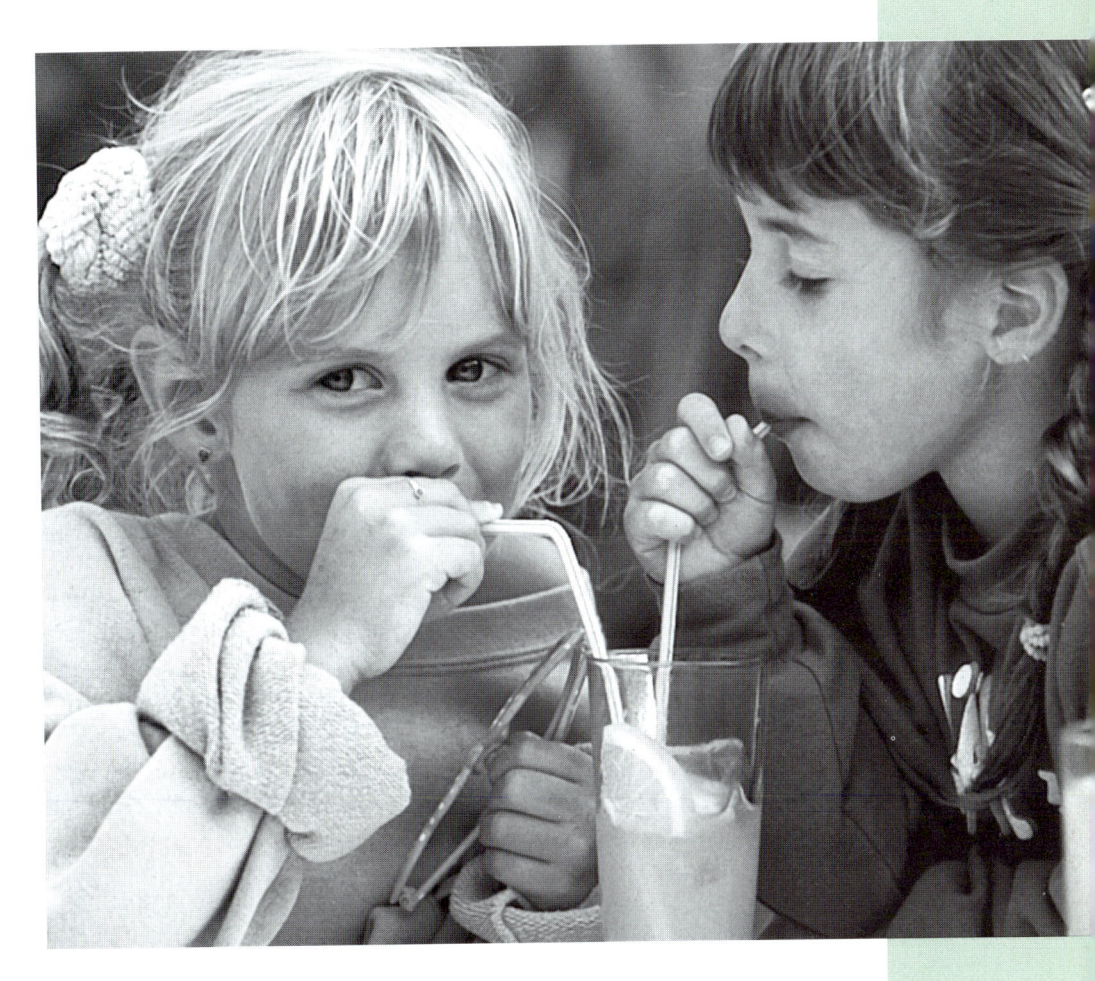

termilch mit frischen Früchten wie Bananen oder Erdbeeren. Aber auch Säfte, Sirup, ja sogar Marmeladen kann man damit vermixen (Rezept siehe Kasten Seite 54). Wenn Sie ungespritzte Äpfel schälen, dann schneiden Sie die Schalen klein und trocknen sie. Es läßt sich daraus wunderbarer Apfelschalentee kochen. Das gleiche gilt für ungespritzte Zitronen- oder Apfelsinenschalen.

Ein besonders stärkendes Getränk für Kinder jeden Alters ist das »barley water« der Engländer: 50 Gramm Gerste werden in 2 Liter Wasser zwei Stunden lang gekocht, dann abgeseiht. Nach Geschmack würzt man das Getränk mit Apfelsaft, Zitrone und Honig.

BARLEY WATER: 50 Gramm Gerste in 2 Liter Wasser zwei Stunden lang kochen

FRISCHES GEMÜSE UND OBST können in größeren Mengen genossen werden, ohne dick zu machen

SCHARFE GEWÜRZE durch mildere Kräuter ersetzen

Gewicht

Zu dick – zu dünn: Wie oft hört man dieses Urteil in bezug auf Kinder. Manches Baby ist nach sechs Monaten kugelrund, aber schon nach weiteren sechs Monaten ist es gewachsen, und keine Rede kann mehr sein von zuviel Speck. Vierjährige haben nicht selten spindeldürre Arme und Beine – »zu dünn« heißt es dann. Aber wer einmal den Rhythmus von Wachstum und Sammelphasen im kindlichen Organismus begriffen hat, wird weniger rasch mit seinem Urteil zur Stelle sein. Erst wenn sich über lange Zeit ein eindeutiges Über- oder Untergewicht herausstellt, wird man einen Arzt hinzuziehen.

Oft führen mangelnde Bewegung an frischer Luft und übermäßiger Genuß von Süßigkeiten zu Trägheit und Lustlosigkeit beim Kind; dann kommt es leicht zu Übergewicht. Bei übergewichtigen Kindern muß auf den Stuhlgang geachtet werden: Häufig einen Apfel essen, ist genauso wirksam wie eingeweichte Trockenpflaumen oder Sauerkrautsaft.

Frisches Gemüse und Obst können in größten Mengen genossen werden, ohne dick zu machen. Aber der Appetit nach solchen Nahrungsmitteln läßt bei Kindern, die nicht genug Bewegung an der frischen Luft bekommen, oft zu wünschen übrig. Das wichtigste ist deshalb, dem Kind Freude am Spielen im Freien zu vermitteln.

Gewürze

Für Kinder sollte man möglichst mit Kräutern würzen. Sie alle wachsen bei uns und sind auch noch auf einem Fensterbrett zu ziehen: Salbei, Basilikum, Petersilie, Dill, Majoran, Liebstöckel, Melisse, Kümmel.

Scharfe Gewürze wie Pfeffer oder Cayenne, Ingwer oder Chili sollten durch mildere einheimische ersetzt werden, zum Beispiel Bohnenkraut (auch Pfefferkraut genannt) für pfeffrige Geschmacksrichtungen, und Kelp, ein aus Meeresalgen gewonnenes Pulver, kann Salz bei vielen Gerichten ersetzen. Muskat, Nelken und Zimt sollten kleine Kinder nur in Maßen bekommen. Lieber durch Fenchel und Anis ersetzen, die blähungstreibend wirken.

Petersilie, Schnittlauch und Dill – die drei wohl am häufigsten verwendeten Küchenkräuter – haben neben zahlreichen Spurenelementen und Vitaminen auch noch spezifische Heilwirkungen: Petersilie wirkt appetitanregend, krampfstillend und blähungs- und harntreibend. Schnittlauch ist nicht nur ein magenstärkendes Mittel, sondern enthält gleichzeitig mild antibiotische Stoffe und senkt den Blutdruck.

Dill wirkt wie seine Verwandten Kümmel, Anis und Fenchel vor allem blähungstreibend und krampflösend und hilft sogar gegen Schlaflosigkeit.

Auch heute seltener verwendete Gewürzpflanzen bekommen Kindern gut: Borretschblüten schmekken schon den Kleinen, sie wirken beruhigend und blutreinigend. Sauerampfer wächst nicht nur wild, sondern kann einen Platz auch im Kräuterbeet finden. Er wird auf den Märkten zunehmend wieder angeboten. In geringen Mengen wirkt er außerdem blutbildend und blutreinigend. Man gibt ihn auch bei mangelndem Appetit.

Das Selleriekraut wirkt harntreibend und appetitanregend und kann, kleingeschnitten, als Gewürz zu Karotten oder anderen Gemüsen gegeben werden.

Gurgeln

Bei Entzündungen in Rachenraum und Hals empfiehlt es sich, das Kind mit frischem Salbeitee gurgeln zu lassen (siehe *Halsweh*, *Mandelentzündung*).

Man gibt 1/4 Liter kochendes Wasser auf 1 Teelöffel Salbeiblätter. Nach zwanzig Minuten abseihen und zum Gurgeln verwenden. Kamillentee (gleiche Dosierung) wird bei Halsentzündungen ebenfalls empfohlen, manche Kinder mögen ihn lieber als Salbeitee. Wer Schwedenkräuter im Haus hat, kann auch damit gurgeln (1/2 Liter auf 1 Eßlöffel Tinktur). Daß Gurgeln auch Spaß macht, kann man den Kleinen meist anschaulich prustend demonstrieren. Beim Behandeln von Halsentzündungen muß allerdings alle halbe Stunde gegurgelt werden, denn sonst hilft's wenig.

BEI HALS-ENTZÜNDUNGEN
2 Teelöffel Bockshornkleesamen in 2 Tassen kaltem Wasser einige Stunden ziehen lassen, abseihen und erwärmen.

Auch Odermennigtee wird in der Volksheilkunde gern als Gurgelmittel genommen, und zwar bei entzündeten Mandeln oder Rachenschleimhaut (Zubereitung siehe *Teekräuter*). Das gleiche gilt für Bockshornklee mit seiner entzündungshemmenden Wirkung (Rezep siehe Kasten). Gegen Angina, die in alten Kräuterbüchern

DILL WIRKT BLÄHUNGSTREIBEND und krampflösend und hilft sogar gegen Schlaflosigkeit

SELLERIE-KRAUT wirkt harntreibend und appetitanregend

als »Mundfäule« aufgeführt ist, hat man früher mit Lindenblättertee gegurgelt. Dafür wurden die Lindenblätter vor der Blüte gesammelt und getrocknet (Zubereitung siehe *Teekräuter*). Sehr beliebt als Tee waren auch Quendel und Braunelle.

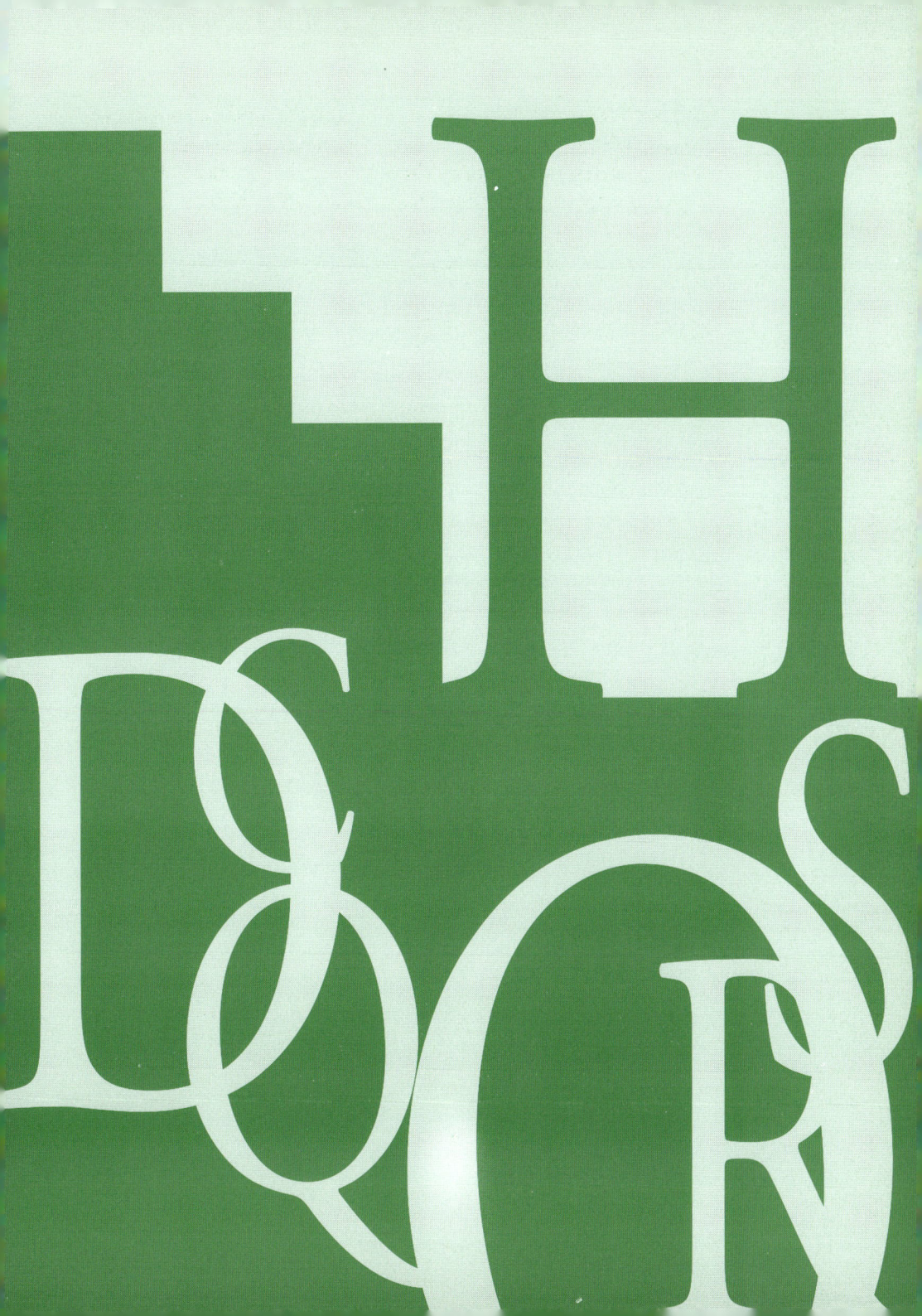

Haare

Je kleiner das Kind ist, um so seltener brauchen die Haare gewaschen zu werden. Wenn Ihr Kind sich nicht gern den Kopf waschen läßt, ist das meistens ein Zeichen für eine Empfindlichkeit: Haare sind vor allem ein Wärmeschutz für den Kopf, und mit jeder Wäsche wird dieser Schutz erst einmal gestört. Nicht alle kleinen Kinder können das ohne Geschrei verkraften. Verwenden Sie ein mildes Babyshampoo, und achten Sie darauf, daß kein Wasser in die Ohren kommt; so vermeiden Sie zusätzlichen Schreck.

Grindartiger Belag auf der Kopfhaut – wie ihn viele Babys haben – ist harmlos und muß nicht unbedingt entfernt werden. Wahrscheinlich hat auch er eine wärmende Funktion, denn Kinderärzte beobachten manchmal, daß das Entfernen dieses Belags anscheinend Husten oder andere leichte Krankheiten begünstigt. Wenn er mit ausgeprägtem Haarwuchs nicht von selbst verschwindet, sollte man zur Kopfwäsche Schafgarbentee nehmen.

GRINDARTIGER BELAG auf der Kopfhaut ist bei Babys harmlos

Halsweh

Wenn's im Hals zwickt und kratzt, bekommt das Kind einen Absud aus Isländisch Moos zum Gurgeln. Diese Moosflechte wirkt reizmildernd und beruhigt die Schleimhäute durch ihren eigenen hohen Schleimgehalt. 2 Gehäufte Teelöffel der getrockneten Droge werden mit 1/4 Liter kaltem Wasser angesetzt und langsam zum Sieden gebracht. Abseihen und gurgeln. Wenn Sie es Ihrem Kind vormachen, macht es mehr Spaß. Es schadet natürlich nicht, wenn das Kind den Tee verschluckt.

Statt Isländisch Moos kann man auch Salbei verwenden, der mehr desinfizierend und entzündungshemmend wirkt. Salbeitee schmeckt aber sehr bitter, deshalb mögen ihn kleine Kinder oft nicht mal zum Gurgeln. Mischen Sie dann Salbei zur Hälfte mit Kamil-

SALBEI wirkt desinfizierend und entzündungshemmend

2 GEHÄUFTE TEELÖFFEL GETROCKNETES ISLÄNDISCH MOOS
werden mit 1/4 Liter kaltem Wasser angesetzt und langsam zum Sieden gebracht. Abseihen und gurgeln.
Durch ihren hohen Schleimgehalt wirkt diese Moosflechte reizmildernd und beruhigend auf die Schleimhäute.

le, oder geben Sie statt dessen Quendeltee, der wie oben zubereitet wird.

Auch ein Halswickel tut immer gute Dienste. Ein Leinentuch wird dafür mit kühlem Wasser naß gemacht, ausgewrungen und glatt um den Hals gelegt. Es darf ruhig bis zu den Ohren reichen und muß gut anliegen, damit es durchwärmt werden kann. Darüber kommt ein warmer Wollschal. Nach zehn Minuten wird der Wickel abgenommen, und das Kind bekommt ein trockenes Halstuch, möglichst aus Seide oder Wolle, umgelegt. Wenn nötig kann man den Halswickel mehrmals täglich anwenden. Er ist eine sehr wirkungsvolle Reiztherapie.

Hausapotheke

In die Kräuter-Hausapotheke für die Kinderpflege gehören:

Tinkturen: Kamille, Arnika, Salbei, Spitzwegerich – zur Behandlung kleiner Wunden, zum Gurgeln und für Kompressen. Baldriantinktur zur ersten Beruhigung.

Salben: Beinwellsalbe für Zerrungen, Prellungen und Verstauchungen; Calendulasalbe für Hautleiden und Wundsein.

Kräutertees: Kamille, Johanniskraut, Hopfen und Holunderblüten, Lindenblüten und Tormentill, Weidenrinde, Anis, Fenchel und Kümmel, getrocknete Heidelbeeren und Faulbaumrinde sowie Schafgarbe.

Für den Magen Tausendgüldenkraut; Birkenblätter zur Entwässerung (siehe *Teekräuter*).

Öle: Johannisöl (Rotöl) bei Schmerzen, Zerrungen, Muskelkater und ätherische Öle wie Bergamottöl, Lavendelöl, Melissenöl und Pfefferminzöl zum Beispiel für Dampf- und Vollbäder.

Rescue-Remedy: Bach-Blüten Notfalltropfen und -salbe leisten bei den verschiedensten Notfällen gute Dienste.

Homöopathie: Eine fertig zusammengestellte »Homöopathische Hausapotheke«, die alle wichtigen Mittel enthält, kann man in Apotheken erhalten, die Homöopathie anbieten.

Haut

Der erste Schutz der Haut ist die Käseschmiere, ein heller Fettbelag, der vor der Geburt den ganzen Körper eines Babys bedeckt. Nach der Geburt sollte sie nicht abgewaschen werden, weil sie von der Haut innerhalb der allerersten Tage aufgenommen wird. Man weiß inzwischen, daß die Käseschmiere Nährstoffe ent-

EINE KRÄUTER-HAUSAPOTHEKE sollte sich auf jeden Fall anlegen, wer Kinder hat

FÜR DEN MAGEN Tausendgüldenkraut

WINDEL-AUS-SCHLAG heilt schneller ab, wenn viel Luft an die Haut kommt

BEI HAUTAUS-SCHLÄGEN hilft Tee aus getrockneten Schlehen-blüten und -blättern

hält. Auf jeden Fall schützt diese Fettschicht ein Baby vor Wärmeverlust. Nach der Käseschmiere produziert die Haut »unsichtbaren Talg« – er bildet für das Baby immer noch einen Wärmeschutz. Um diese Hautfunktion nicht zu stören, ist es wichtig, sanften Baby-Badezusatz zu verwenden (siehe *Bad*). Ein- bis zweimal pro Woche kann die Haut am ganzen Körper mit ein wenig Babyöl eingerieben werden; gut geeignet ist dafür auch Johannisöl (siehe *Johanniskraut*), und zwar nicht nur bei Babys, sondern auch bei größeren Kindern, wenn sie häufig baden oder duschen.

Windelausschlag heilt schnell ab, wenn das Baby so oft wie möglich ohne Windeln liegen darf, so daß Luft an die Haut kommt. Wenn Sie wickeln, verwenden Sie eine gute Babysalbe oder eine Zinksalbe aus der Apotheke. Auch Calendulasalbe (siehe *Calendula*) ist hier wirksam. Wickeln Sie jetzt besonders häufig, und achten Sie darauf, daß die Windeln nicht zu stramm sitzen.

Neugeborene »wechseln« ihre Haut ungefähr nach einer Woche, sie wird schuppig und löst sich da und dort, das ist ganz normal. Auch kleine rote oder helle Pustelchen im Gesicht und anderswo sind kein Grund zur Sorge. Sie vergehen von selbst wieder. Es handelt sich dabei um harmlose Stoffwechselerscheinungen.

Bei Hautausschlägen größerer Kinder hilft Tee aus getrockneten Schlehenblüten und -blättern. 2 gehäufte Teelöffel mit 1/4 Liter kaltem Wasser zum Sieden bringen und abseihen. Man gibt 2 Tassen pro Tag. Schlehen haben eine günstige Wirkung auf die Leber. (Hautausschläge sind manchmal ein Zeichen für eine leichte Leberstörung).

Äußerlich, für Waschungen und Umschläge, verwendet man Stiefmütterchen- oder Schafgarbentee (Zubereitung wie oben) und cremt anschließend mit Calendulasalbe ein.

Heidelbeeren

Kinder finden diese Beeren leider immer seltener im Wald. Die Heilkraft der Blaubeeren ist bei Durchfällen bekannt (siehe Kasten Seite 63).

Frischer Heidelbeersaft hilft Kleinkindern ab einem Jahr bei übermäßigen Blähungen und Magenkatarrh. Die Gerbsäure der Beeren hemmt Gärung und Fäulnis und wirkt daher heilend auf den Darm. Bei Durchfall kann das Kind auch so viel getrocknete Beeren essen, wie es mag. Die getrockneten Blätter der Heidelbeere werden erfolgreich bei der unterstützenden Behandlung von Diabetes verwendet, die aber bei Kindern selten auftritt. Der Saft der Beeren wird auch bei hartnäckigen Flechten in Form von Kompressen aufgelegt und entfaltet eine heilsame Wirkung.

Heilerde

Heilerde ist guter, fein pulverisierter Lehm, reich an Mineralien. Heilerde kann sowohl äußerlich als auch innerlich verwendet werden (beim Kauf darauf achten!). Sie hat die Fähigkeit, Giftstoffe anzuziehen und aufzunehmen.
Für die äußerliche Anwendung wird ca. 1 Eßlöffel des Lehmpulvers mit Wasser zu einem streichfähigen Brei angerührt und auf die verletzte Stelle aufgetragen. Darüber kommt Verbandmull; das Ganze bleibt am besten über Nacht liegen. Diese Behandlung wirkt Wunder bei Verstauchungen. Heilerde hilft auch oft bei Warzen, man muß sie mehrmals täglich dünn auftragen. Die innere Anwendung ist hilfreich zur Entgiftung von Magen und Darm, zum Beispiel bei Durchfall. Dazu verrührt man zweimal täglich 1/2 Teelöffel Heilerde mit 1 Schnapsgläschen voll Wasser (am besten mit einem Holz- oder Plastiklöffel) und läßt die Mischung einige Stunden stehen, bevor das Kind das Wasser trinkt. Noch wirksamer soll die Heilerde sein, wenn sie ohne Einweichen eingenommen und im Mund gut eingespeichelt wird. Das schaffen aber höchstens größere Kinder.

Heiserkeit

Um den Frosch wieder aus dem Hals zu bekommen, läßt man das Kind gurgeln: Thymian und Salbei werden zu gleichen Teilen gemischt und 2 Eßlöffel mit 1/2 Liter kochendem Wasser überbrüht; das Ganze fünfzehn Minuten ziehen lassen, abseihen.
Auch ein Aufguß aus Schwedenkräutern, die man in der Apotheke fertig gemischt erhält, beseitigt Heiserkeit – einmal als Gurgelmittel (1 Eßlöffel Tinktur mit 1/2 Liter heißem Wasser überbrühen),

FRISCHER HEIDELBEERSAFT hilft bei Blähungen und Magenkatarrh

BEI VERSTAUCHUNGEN hilft ein Heilerdeumschlag

BEI DURCHFALL
2 Teelöffel getrocknete Beeren mit 1/4 Liter kochendem Wasser übergießen, zehn Minuten ziehen lassen und abseihen. Das bekommt auch schon Flaschenkindern, die den Tee meist gern trinken.

zum anderen auch als Beigabe zum Halswickel (siehe auch *Halsweh*). Zusätzlich hilft ein Erkältungstee aus je drei Teilen Huflattich und Isländisch Moos sowie je einem Teil Wollblumen und Süßholz (2 Eßlöffel mit 1/2 Liter kochendem Wasser überbrühen). Der Tee kann in der halben Dosierung schon Flaschenkindern gegeben werden.

Heublumen

Heublumen sind keine Blumen – man bezeichnet damit die Samen der vielen verschiedenen Gräser und Kräuter, die auf einer Wiese zusammen wachsen. Diese Samen lösen sich, wenn das Heu im Schober liegt, und sammeln sich auf dem Boden. Die Bäuerin brauchte sich also nur ein paar Hände voll zu holen, wenn sie einen Heublumensack als wärmende Auflage bei Bauchweh verwenden wollte.

Heublumensäckchen gehören zu den ältesten und meistverwendeten Hausmitteln, weil sie früher praktisch immer im Haus waren. Heute kann man fertige Heublumensäckchen in Apotheken und Drogerien kaufen. Für die Verwendung legt man das Säckchen in eine Schale und begießt es mit kochendem Wasser, bis es gut durchgefeuchtet ist, aber nicht tropft. Falls es zu naß geworden ist, zwischen zwei Tellern auspressen. Dann legt man es eingewickelt in Leinentücher auf die schmerzende Stelle und deckt gut zu. So wird die Wärme für mindestens eine Stunde gehalten, was bei Krämpfen oder Bauchweh sehr wohltuend ist.

Hitze

Größere Kinder meiden meist instinktiv die pralle Sonne, um sich nicht zu überhitzen. Babys brauchen noch Schutz vor zu großer Hitze und Sonnenbestrahlung. Leichte, luftige Kleidung oder gar keine und ein schattiges Plätzchen – notfalls unterm Sonnenschirm – sind wichtig. Einen kühlenden Tee aus Quellwasser mit frischen zerquetschten Borretschblättern, dem etwas Honig beigegeben wurde, mag auch schon ein halbjähriges Flaschenkind. Daß bei großer Hitze, auch im Schatten, ein leichtes Sonnenhütchen empfehlenswert ist, wußten schon unsere Großmütter.

Größere Kinder verlangen oft nach Eis, wenn es draußen heiß ist. Sie können auch selber Eislutscher herstellen, indem Sie frische Beeren im Mixer pürieren und wie Eiswürfel im Gefrierfach einfrie-

---

HEUBLUMENSÄCKCHEN gehören zu den ältesten Hausmitteln. Sie geben intensive, langanhaltende Wärme

FRISCHE BEEREN im Mixer pürieren und im Eiswürfelfach einfrieren

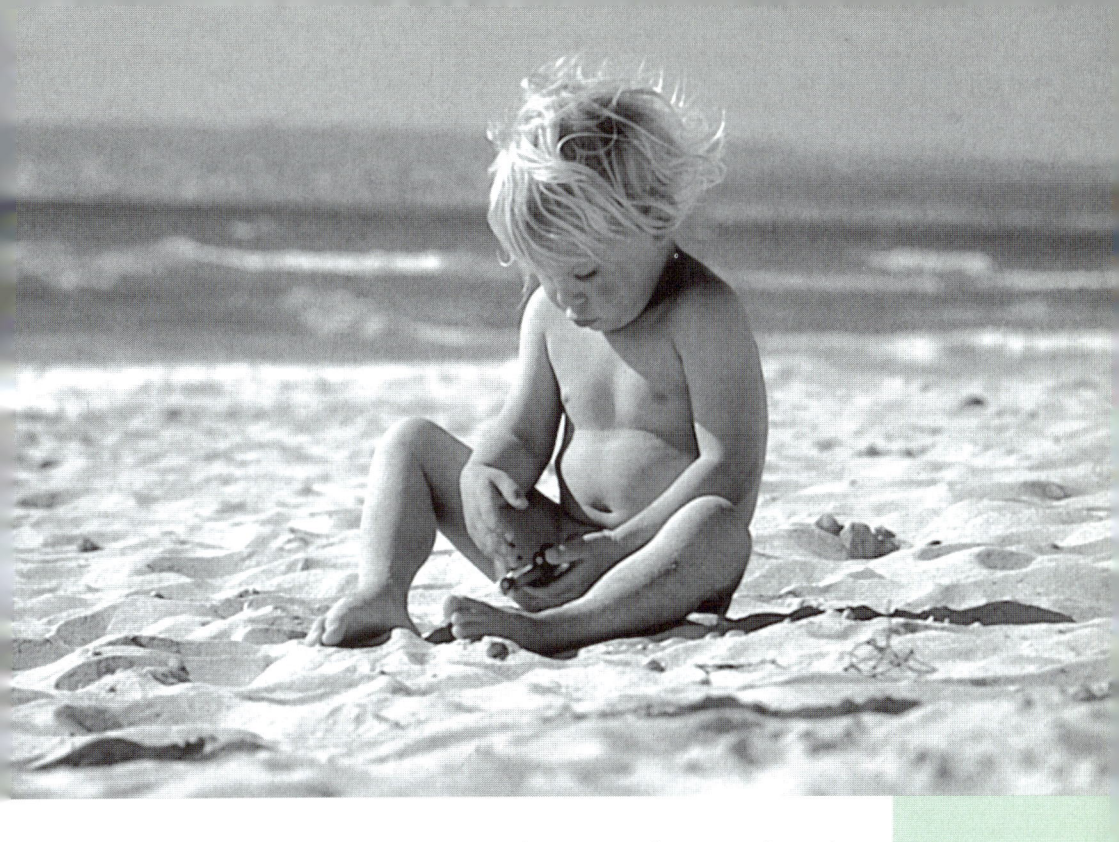

ren. Kurz bevor die Masse hart wird, in jeden Würfel einen Zahnstocher picken. Wenn alles gut gefroren ist, vorsichtig aus dem Eiswürfelbehälter lösen, indem man warmes Wasser über den Boden laufen läßt. Wer es noch süßer mag, kann Honig zusetzen, der allerdings schwerer gefriert. Noch einfacher ist es, ganze Obststückchen ein paar Stunden ins Tiefkühlfach zu legen und nachher mit einem Zahnstocher in der Mitte zum Knabbern und Lutschen anzubieten. Besonders dafür geeignet sind: ganze Erdbeeren und Honigmelonenstücke. Abkühlung bei großer Hitze bringt auch Holunderlimonade (siehe *Holunder*), oder Limonade aus

BORRETSCHLIMONADE: Der Saft von 4 Zitronen wird mit 8 Eßlöffeln Honig in einer Glasschüssel gemischt, darauf kommen 2 Tassen voll Borretschblüten und 2 Liter stilles Mineralwasser. Mit einem Tuch zubinden und drei Tage an die Sonne stellen.

ZUR ERFRISCHUNG bei großer Hitze: Limonade aus Borretschblüten

Borretschblüten (siehe Kasten Seite 65). Statt Holunder und Borretsch kann man solche Erfrischungsgetränke auch leicht aus Pfefferminzblättern, Melisse oder Orangenminze herstellen. Wer langes Warten scheut, kann auch jeweils 2 Tassen frische Kräuter mit etwas Quellwasser im Mixer pürieren, mit Sprudelwasser auffüllen, Zitrone und Honig in der genannten Menge zugeben und eine halbe Stunde ziehen lassen; dann durchseihen oder durchs Haarsieb geben. Die Getränke sind gesund und stillen den Durst nachhaltiger als süße Limonaden.

deckt zehn Minuten ziehen lassen und abseihen. Die frischen Blüten – in Pfannkuchenteig getaucht und in schwimmendem Fett gebacken – sind ein beliebtes Juni-Gericht. Von den reifen Beeren sollten Kinder nicht zuviel naschen, ihr Gehalt an Oxalsäure könnte Bauchweh verursachen. Aber gekocht sind sie ein gutes Kompott. Wenn man sie mit Äpfeln, Zwetschgen oder Birnen mischt, wird der etwas strenge Geschmack gemildert. Der Saft aus den reifen Beeren ist, erwärmt und mit Honig gesüßt (evtl. mit Apfelsaft gemischt), ein vitaminreiches Getränk für erkältete Kinder.

Holunder

HERRGOTTS-APOTHEKE heißt der Holunderbusch im Volksmund. Im Frühsommer werden die Blüten geerntet, im Herbst die schwarzvioletten Beeren

Der »Hollerbusch« findet sich nicht nur in alten Kinderreimen, sondern er gehört auch noch heute zu jedem Bauernhof. Diese Beliebtheit ist verständlich, weil der Holunder zweimal im Jahr eine Ernte bringt: Im Juni zupft man die süß duftenden Blüten, im Herbst erntet man die dunklen, aromatischen Beeren.

Die getrockneten Blüten geben einen schweißtreibenden Tee, der, allein oder mit Lindenblüten gemischt, bei Erkältungen hilft: 2 gehäufte Teelöffel getrocknete Holunderblüten mit 1/4 Liter kochendem Wasser aufgießen, zuge-

HOLUNDER-LIMONADE: 8 schöne Blütendolden werden in einer großen Glasschüssel mit 4 Liter Wasser, 400 Gramm Zucker und den Scheiben von 4 Zitronen für vier Tage an die Sonne gestellt (die Schüssel mit einem Tuch zubinden). Danach wird die Limonade abgeseiht und in saubere Flaschen mit Schraubverschluß gefüllt. Die Limonade soll noch vierzehn Tage an einem kühlen Ort ruhen.

Homöopathie

Als Samuel Hahnemann um 1790 entdeckte, daß die richtige Dosis Chinarinde beim gesunden Menschen genau das Befinden auslöst, das sie beim Kranken heilt, war damit der Grundstein für seine revolutionäre neue Heilkunde gelegt. In der Homöopathie (nach griechisch »homo« = gleich, und »pathie« = Leiden) stammen die Medikamente aus dem Reich der Pflanzen und Mineralien sowie aus der Tierwelt, werden aber nicht in ihrer Urform verabreicht, sondern »potenziert«, das heißt hoch verdünnt und dabei stufenweise mit der Trägersubstanz verschüttelt bzw. verrieben.

Eine D6-Potenz zum Beispiel wurde sechsmal in Dezimalstufen, also 1 zu 10, verschüttelt, eine C30-Potenz dreißigmal in Centesimalstufen, also 1 zu 100, und eine LM-Potenz entsprechend oft im Verhältnis 1 zu 50 000. Durch die hohe Verdünnung sind homöopathische Mittel frei von Nebenwirkungen. Das hat sie gerade bei Eltern so beliebt gemacht. Völlig unbedenklich können so hochwirksame Medikamente aber einfach nicht sein. Nicht selten verstärkt das richtige Mittel zum Beispiel kurzfristig die Symptome (für den Homöopathen, der damit umgehen kann, übrigens ein gutes Zeichen). Die Selbstbehandlung, bei der man sich auf die niederen Potenzen – D6 bis D30 – beschränken wird, sollte deshalb am besten immer in Rücksprache mit einem Homöopathen durchgeführt werden. Sie eignet sich nur für akute Probleme des Alltags; eine konstitutionelle Behandlung, die auf chronische Leiden oder chronische Anfälligkeit für Infektionen sowie Allergien zielt, kann nur ein homöopathisch wirkender Arzt (Ärztin) oder Heilpraktiker (Heilpraktikerin) durchführen.

Am Anfang der homöopathischen Behandlung ist jeder erstaunt über die vielen Fragen, die ihm gestellt werden – mehr als allgemeine Krankheitssymptome interessieren den Homöopathen die vielen persönlichen Eigenheiten, denn sie helfen ihm, das individuell richtige Mittel auszusuchen. So läßt sich sagen: In der Homöopathie gibt es kein Mittel gegen den Husten – sondern nur verschiedene Mittel für die verschiedenen Menschen, die husten. Eine fertig zusammengestellte »Homöopathische Hausapotheke« gibt es in einschlägigen Apotheken.

Sie finden Homöopathen in ihrer Nähe über die folgenden Adressen:

IN DER HOMÖOPATHIE gilt der Grundsatz: »Similia similibus curentur« – »Ähnliches heilt Ähnliches«

- Homöopathie-Forum Gauting, Grubmühler-Feldstraße 14a, 82131 Gauting
- Deutsche Gesellschaft für klassische Homöopathie, Louise-Scherer-Str. 8, 65582 Diez
- Deutscher Zentralverein homöopathischer Ärzte e.V., Linkenheimer Landstr. 113, 76149 Karlsruhe

Honig

Honig war früher viel weniger ein Genußmittel oder Brotaufstrich als ein kostbares Heilmittel. Auch heute noch weiß man ihn als Heilnahrung zu schätzen: Er stärkt Herz und Nerven und wirkt heilend auf den Darm und die Atmungsorgane.

Bei uns sammelt ein Bienenvolk in einem Sommer 5 bis 10 Kilogramm Honig, in wärmeren Ländern kann die Ernte auch bis zu 40 Kilogramm und mehr betragen. So erklären sich natürlich die Preisunterschiede für guten Honig. Beim Kauf ist vor allem darauf zu achten, daß man Honig nimmt, der beim Schleudern und Abfüllen nicht über 40 Grad erhitzt wurde; bei reinem, »kristallisiertem« Honig sowie bei Akazienhonig kann man davon ausgehen, daß er nicht erhitzt wurde. Durch Erhitzung wird Honig zwar flüssig und läßt sich so leichter verarbeiten, aber viele von seinen wertvollen Bestandteilen, vor allem auch die Stoffe mit antibakterieller Wirkung, wurden bei Temperaturen über 40 Grad Celsius zerstört.

Deshalb soll man auch heißen Tee auf Trinktemperatur abkühlen lassen, bevor man ihn mit Honig süßt. Zum Backen und Kochen

HONIG IST FÜR KINDER erst ab dem zweiten Lebensjahr geeignet

VOR DEM SÜSSEN MIT HONIG den Tee auf Trinktemperatur abkühlen lassen, sonst werden wertvolle Wirkstoffe im Honig zerstört

DER RICHTIGE UMGANG MIT HOMÖOPATHIE
Mindestens eine Viertelstunde vor und nach der Einnahme eines Mittels nichts anderes in den Mund nehmen (auch die Zähne nicht putzen); während der Behandlung auf Kaffee, Cola, Minze (Zahnpasta!) und eukalyptus- oder kampferhaltige Salben etc. (z.B. Tigerbalsam) unbedingt verzichten. Lagern Sie homöopathische Mittel bei Zimmertemperatur, frei von direkter Sonneneinstrahlung, fern von stark riechenden Stoffen (Parfüms, Seife, Gewürze etc.) und Magnetfeldern (elektrische Geräte).

kann man auch den billigeren, erhitzten Honig verwenden. So gesund Honig sonst auch ist: Auf Zähne wirkt er genauso schädlich wie Zucker. Und Kinder sollten sich nach dem Genuß von honigsüßen Sachen genauso die Zähne putzen wie nach Zuckerschleckereien. Honig wirkt beruhigend am Abend, zum Beispiel in warmer Milch oder in warmem Tee. (Auch danach Zähne putzen!) Wunden aller Art heilen schneller, wenn man sie mit Honig bestreicht. Besonders bei den oft verschmutzten Wunden der Kinder ist Honig ein gutes »Zugpflaster«; man bestreicht ein Leinenläppchen mit Honig und legt es auf die Wunde. Die antibakteriellen Wirkstoffe des Honigs sorgen dafür, daß sich Wunden nicht entzünden. Im Tannenhonig finden sich diese Wirkstoffe in besonders hoher Konzentration.

WUNDEN ALLER ART heilen schneller, wenn man sie mit Honig bestreicht

Huflattich

Der Huflattich ist meistens das erste Pflänzchen, das im Frühjahr seine goldgelben Blüten der Sonne entgegenstreckt. Die Blätter kommen erst später nach, oft sind die Blüten dann schon vergangen (nicht verwelkt, denn der Huflattich ist ein Korbblütler wie der Löwenzahn). Blätter und Blüten sind gleichermaßen wirksam gegen Husten.

Der Huflattich fördert den Schleimauswurf und lindert Beschwerden der Atmungsorgane. Im Volksmund wird er deshalb auch Brustlattich genannt. Die frischen zerquetschten Blätter heilen Wunden und Verstauchungen. Er wächst bevorzugt auf festen, lehmigen Böden, an Wegrändern und auf steinigen Dämmen. So wird ein Tee aus Huflattich zubereitet: 2 Eßlöffel der getrockneten Blüten und Blätter mit 1/2 Liter kochendem Wasser übergießen und zugedeckt zehn Minuten ziehen lassen.

HUFLATTICH lindert hartnäckigen Husten

HEILSAME HONIGSORTEN

AKAZIENHONIG: beruhigend, stärkend, bleibt lange flüssig
EUKALYPTUSHONIG: hustenlösend, gut bei Blasenentzündung
LINDENBLÜTENHONIG: hilft bei Kopfweh, Krämpfen, beruhigt
PFEFFERMINZHONIG: fördert die Verdauung
LAVENDELHONIG: tut den Atmungsorganen gut

Husten

Die Volksheilkunde kennt viele wirksame Hustenkräuter: Huflattich, Spitzwegerich und Königskerze sind die wichtigsten, die man auch selbst sammeln kann. Man kann sie einzeln verwenden oder mischen, ein guter Hustentee entsteht daraus immer. Eine Zugabe von Salbei und Kamille hemmt die begleitende Entzündung im Hals. Man übergießt 3 Teelöffel der getrockneten Kräuter mit 1/4 Liter kochendem Wasser, läßt sie zugedeckt zehn Minuten ziehen, seiht sie ab und süßt mit Honig, sobald der Tee auf Trinktemperatur abgekühlt ist. Hustenanfälle kann man lindern, wenn man dem Kind ein Löffelchen Honig gibt oder einige Schlucke warmen Tee.

Früher empfahl man, einige Schlucke warme Milch durch den hohlen Stengel des Liebstöckls zu saugen. Wenn Sie dieses würzige Kraut im Garten haben, sollten Sie es einmal probieren. Hier ist das Rezept für einen altbewährten, sehr guten Hustensaft für Kinder (siehe Kasten).

FRÜHER EMPFAHL MAN, einige Schlucke warme Milch durch den hohlen Stengel des Liebstöckls zu saugen

HUSTENSAFT: Man bringt 1/2 Liter Wasser zum Kochen und gibt 10 Gramm Ulmenrinde, 6 Gramm Huflattich, 5 Gramm Königskerzenblüten und 5 Gramm Spitzwegerich dazu, nimmt den Topf vom Feuer und läßt alles zugedeckt ca. zehn Minuten ziehen. Danach abseihen und mit 4 Eßlöffeln Honig und dem Saft einer ganzen Zitrone verrühren.

IJK
K J
K J M
M

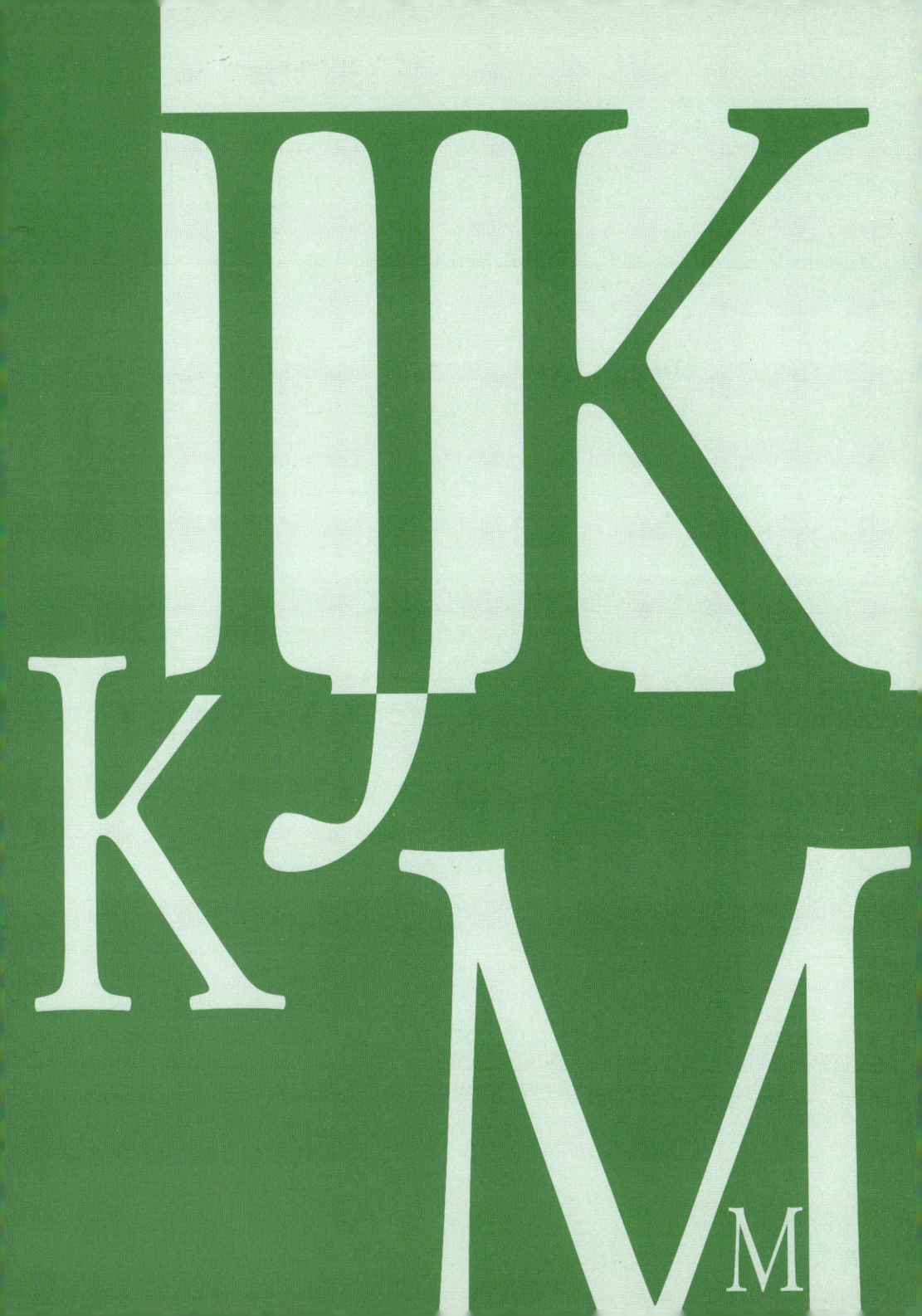

DIE STICH-STELLE sofort gut aussaugen – das entfernt einen Teil des Giftes von Bienen und Wespen

BEI MÜCKENSTICHEN helfen Melissenblätter gegen den Juckreiz

Insektenstiche

Bei einem Bienen- oder Wespenstich sofort vorsichtig den Stachel herausziehen und die Stichstelle aussaugen. So kann man noch einen Teil des Giftes entfernen.

Übrigens: Wundern Sie sich nicht, wenn Ihr Kind nach einem Bienenstich viel Honig essen will, er ist das natürliche Gegengift! Schwillt der Stich schmerzhaft an, so kühlt und lindert eine Kompresse mit Heilerde: mit kaltem Wasser anrühren und den dicken Brei direkt auf die Stichstelle streichen, Kompresse darübergeben und mit einem leichten Verband befestigen. Alle Stunde wechseln. Auch frischer Zwiebelsaft ist eine wirksame Sofortmaßnahme bei Bienen-, Wespen- oder Mückenstichen. Man kann auch einen Zwiebelverband auflegen: kleingehackte Zwiebel in ein Stück Mullbinde einschlagen und die gestochene Stelle damit bedecken. Bei Mückenstichen helfen Melissenblätter gegen den Juckreiz (siehe auch *Juckreiz* und *Mücken*). Um im Sommer Insekten fernzuhalten, reibt man sich mit Massageöl ein, dem einige Tropfen Citronella-Duftöl beigegeben wurden.

Jahreszeiten

Am Anfang zählt man fürs Kind noch mit: Dies ist sein erster Winter, sein zweiter Sommer, und man stellt sich vor, wie das sein mag: zum erstenmal Schneeflocken oder Herbstlaub oder ein blühender Apfelbaum. Der Wechsel der Jahreszeiten bringt Rhythmus ins Kinderleben, an dem es mit der Zeit lernt, sich zu orientieren. Deshalb sind auch die Feste der verschiedenen Jahreszeiten für Kinder so bedeutsam, und Eltern, die das erkennen, erleben oft durch sie wieder deren alten Sinn: Ostern, das Frühlingsfest, das man manchmal schon im Freien feiern kann; Pfingsten, das Fest des beginnenden Sommers; Erntedank, das Fest, in dem die ganze Stimmung des Herbstes eingefangen ist; und schließlich Weihnachten, das Fest der Geburt Christi, des Neuanfangs mitten im Winter. Jedes dieser Feste

WICHTIG:
Bei Bienen- oder Wespenstichen im Bereich von Mund und Hals muß ein Kind auf der Stelle in die Klinik, da mit der Schwellung Erstickungsgefahr droht.

bringt einen Schatz alter Bräuche, den man mit Kindern wieder erleben kann.

Oft sind sie eingebunden in eine Zeit der Erwartung, wie der Fastenzeit vor Ostern und der Adventszeit vor Weihnachten. Wem die christlichen Vorstellungen nicht ins Weltbild passen, der findet oft mehr Sinn in den noch älteren, den »heidnischen« Bräuchen. Diese haben meist einen klareren Bezug zum Naturgeschehen. Für Kinder sind diese Dinge sehr wichtig: Sie schaffen Abschnitte, die überschaubar sind, und stellen einen Zusammenhang her zwischen ihrer kleinen individuellen Welt und dem großen Geschehen des Kosmos.

Johanniskraut

Dem Johanniskraut wir seit alten Zeiten eine besondere Beziehung zur Sonne nachgesagt, was schon allein durch seine leuchtenden, gelbstrahlenden Blüten gerechtfertigt scheint. Der große Naturarzt Paracelsus pries das Johanniskraut als Universalheilmittel. Es wirkt sowohl äußerlich (zum Beispiel bei Verletzungen) wie innerlich (bei Bronchitis und Entzündungen). Das Johanniskraut ist leicht zu erkennen, und es macht größeren Kindern Spaß, es in den Sommermonaten selbst zu sammeln. Am häufigsten findet man es in lichten Wäldern und an deren Rand sowie an Wegrändern. Wenn man die gelben Blüten zwischen den Fingern zerreibt, tritt roter Saft aus und färbt die Finger. Früher war es Brauch, Johanniskrautsträuße im Haus aufzuhängen, vor allem über Kinderbetten, als Schutz gegen Zauberei, böse Einflüsse und Blitzschlag.

Gerade für Kinder ist der Tee aus Johanniskraut wunderbar geeignet: Er stärkt nervöse und empfindsame Seelen und hilft, Krisenzeiten besser zu überstehen. Auch schon ganz kleine Babys, die es schwer haben, sich auf das Leben außerhalb des Mutterleibs umzustellen, dürfen Johannis-

JOHANNISKRAUT-TEE HILFT BEI BETTNÄSSEN
So wird der heilsame Tee zubereitet: Man überbrüht 1 Teelöffel des getrockneten Krauts (aus Apotheke, Bioladen, Reformhaus oder Kräuterladen) mit 1 Tasse heißem Wasser und läßt es zugedeckt zehn Minuten ziehen.

ALTE BRÄUCHE mit den Kindern wieder neu erleben

TEE AUS JOHANNISKRAUT hilft durch Krisenzeiten hindurch

JOHANNIS-ÖL lindert Muskelkater und Sonnenbrand

krauttee bekommen. In der Naturheilkunde wird Johanniskraut ganz besonders als unterstützende Maßnahme bei Bettnässen empfohlen, und zwar 1 Tasse zum Frühstück und 1 Tasse am Nachmittag. (Das entbindet Eltern aber nicht davon, nach den seelischen Problemen des Kindes zu forschen, die zum Bettnässen geführt haben (siehe Kasten Seite 73).

Johannisöl

Johannisöl selbstgemacht: Eine helle weithalsige Flasche locker mit Johanniskrautblüten füllen, mit kaltgepreßtem Olivenöl aufgießen. Die verschlossene Flasche an die Sonne stellen, täglich schütteln, nach ca. vier Wochen abseihen, die ganze Prozedur wiederholen. Nach weiteren vier Wochen ist das Öl fertig.

Johannisöl lindert sowohl bei Kindern als auch Erwachsenen Rückenschmerzen, Zerrungen, Muskelkater sowie blaue Flecken und hilft sofort bei Sonnenbrand und leichten Brandwunden. Für Babys, aber auch kälteempfindliche größere Kinder ist es ein ideales Hautöl: Man massiert das Kind ein- bis zweimal in der Woche damit – das durchwärmt den ganzen Körper.

GUT GEGEN JUCKREIZ: Heidelbeerbrei, Melissenessig, Absud aus Haferflocken

Juckreiz

Gegen Juckflecken und juckende Pusteln helfen zwei Naturheilmittel besonders gut. Einmal können Heidelbeeren zu einem dicken Brei eingekocht werden, der dann kalt auf einen Mullappen gestrichen und auf die juckende Hautstelle aufgelegt wird. Das hilft auch bei nässenden und juckenden Flechten. Zum anderen kann man eine Tinktur aus Roßkastanienblüten zubereiten, mit der die juckenden Stellen bepinselt werden. Diese Tinktur muß man auf Vorrat herstellen (siehe Kasten).
Bei juckenden Insektenstichen (siehe *Insektenstiche*) hilft Abreiben mit Melissenessig. Den Essig setzt man an mit ca. 1/2 Glas zerschnittenen Melissenblättern, auf die die doppelte Füllmenge Apfel-

TINKTUR AUS ROß-KASTANIENBLÜTEN
Kastanienblüten werden kleingeschnitten und locker in ein Glas gelegt. Man füllt mit 90prozentigem Alkohol auf und läßt das Glas sechs Wochen lang an einem dunklen Ort stehen. Danach abseihen und gut verschließen.

essig gegossen wird. Zubinden und ca. eine Woche ziehen lassen. Danach ist er gebrauchsfertig und kann abgeseiht werden.

Bei Windpocken kann man den quälenden Juckreiz mit einem Absud aus Haferflocken lindern: 500 Gramm Haferflocken in 4 Liter warmem Wasser einweichen. Durch ein Mullsäckchen ins Badewasser seihen und dieses zusätzlich ins warme Badewasser hängen. Während das Kind badet, das Mullsäckchen öfter schwenken und ausdrücken. So ein Bad kann das Kind ein- zweimal am Tag nehmen.

Kamille

Matricaria chamomilla ist die wissenschaftliche Bezeichnung für die Kamille, und »Mutterkraut« heißt sie in der Schweiz. Diese Namen sind vielleicht ein Hinweis auf ihre »mütterlichen« Eigenschaften: Man sagt, Kamille wirke auf ein krankes Kind besänftigend wie die Gegenwart der Mutter. Erkennen kann man diese hochwirksame Heilpflanze an ihrem intensiven, aromatischen Duft. Sie wächst an Wegrändern, Brachäckern, Schutthalden und in Getreidefeldern. Da sie in der Natur leider immer seltener vorkommt, wird sie heute vorwiegend angebaut. Kamille wirkt in erster Linie entzündungshemmend und krampflösend. Immer wenn eine Krankheit oder eine Wunde mit einer Entzündung einhergeht, hilft Kamille.

Verwendet wird sie hauptsächlich als Tee: 1 bis 2 Teelöffel der getrockneten Blüten mit 1 Tasse heißem Wasser überbrühen und zugedeckt zehn Minuten ziehen lassen. Von diesem Tee darf Ihr Kind trinken, soviel es mag. Er wirkt aber sehr viel besser, wenn er nicht zu den Mahlzeiten eingenommen wird.

Auch als Badezusatz oder Dampfbad sowie zur Spülung für schlecht heilende Wunden oder zum Gurgeln bei Halsweh ist Kamillentee unentbehrlich. Bei entzündlichen Hautausschlägen empfiehlt sich Kamillensalbe oder ein Teilbad in unverdünntem Kamillentee. Sehr praktisch ist *Kamillosan*, ein Kamillenextrakt aus der Apotheke. Übrigens enthalten auch die meisten fertigen Babypflegeprodukte Kamillenblütenextrakte.

Kinderkrankheiten

Die typischen Krankheiten im Kindesalter wie Masern, Mumps, Windpocken, und Röteln müssen

KAMILLE wirkt entzündungshemmend und krampflösend

DEM KIND das Kranksein erleichtern

ärztlich überwacht und behandelt werden.
Es gibt jedoch viele Möglichkeiten aus der Naturheilkunde, mit denen man diese Behandlung unterstützen und dem Kind das Kranksein erleichtern kann (siehe *Fieber, Teekräuter, Umschläge*). Nach Meinung von naturheilkundigen Ärzten sind gerade diese Krankheiten für den seelisch-geistigen Reifungsprozeß von Bedeutung und sollten deshalb nicht gewaltsam mit Medikamenten unterdrückt oder beendet werden.
Masern beginnen mit Katarrh, dem nach wenigen Tagen ein großfleckiger roter Ausschlag folgt. Er beginnt meistens hinter den Ohren und »fließt« von da aus über den Kopf und den ganzen Körper. Auffallend ist, daß dabei die Gesichtszüge unklarer werden und die Augen sehr lichtempfindlich sind. Der Ausschlag dauert meist nur drei bis vier Tage, dann klingen auch die Begleiterscheinungen, Schnupfen und Husten, ab. Das Fieber kann durch Wadenwickel gesenkt werden, wenn es über 39 Grad steigt.

WASCHUNGEN mit Obstessigwasser

Waschungen mit Obstessigwasser (ein Teil Obstessig, zwei Teile Wasser) sind wohltuend, aber das Kind darf dabei nicht abkühlen. Obstsäfte und Obst genügen als Diät, solange Fieber und Ausschlag noch nicht abgeklungen sind. Die Inkubationszeit beträgt ca. zehn Tage.
Windpocken äußern sich als kleine Wasserbläschen, die sich, meist unter geringem Fieber, über den ganzen Körper ausbreiten und ungefähr fünf Tage dauern. Sie sind mit starkem Juckreiz verbunden, den man lindern kann, indem man sie mit Essigwasser betupft und anschließend einpudert (siehe *Juckreiz*). Die Inkubationszeit beträgt zwei bis drei Wochen.
Röteln, eine leichte Erkrankung, gehen mit einem masernähnlichen Ausschlag einher. Eine Behandlung erübrigt sich meist. Röteln sind in den ersten drei Monaten der Schwangerschaft für das Ungeborene sehr gefährlich, wenn die werdende Mutter daran erkrankt. Deshalb sollten Frauen spätestens nach der Pubertät für eine Immunisierung gegen Röteln sorgen, wenn sie als Kind nicht daran erkrankt sind. Die Krankheit selbst immunisiert für das ganze Leben. Die Inkubationszeit beträgt zwei bis drei Wochen.
Scharlach ist bei uns selten geworden. Einst eine der ernsthafteren Kinderkrankheiten, tritt er heute eher in leichteren Formen auf. Er beginnt häufig mit raschem Fieberanstieg und Kopfschmerzen, manchmal auch mit Erbrechen.

Der Ausschlag tritt oft schon am ersten Tag auf und überzieht den ganzen Körper mit roten, juckenden Punkten. Nach drei bis vier Tagen wird die Zunge himbeerrot – ein eindeutiges Zeichen für Scharlach. In der zweiten und dritten Woche schuppt sich die Haut. Es muß ärztlicherseits darauf geachtet werden, daß Nieren und Ohren nicht in Mitleidenschaft gezogen werden. Man kann den Krankheitsverlauf erleichtern, indem man dafür sorgt, daß die Verdauung des Kindes funktioniert. Notfalls gibt man Abführtee. Die Inkubationszeit beträgt ein bis sieben Tage.

Mumps führt zu einer starken Schwellung der Ohrspeicheldrüsen. Das Fieber ist meist sehr hoch, aber von kurzer Dauer.

LÜFTEN SIE DAS KRANKENZIMMER jede Stunde ein paar Minuten lang durch, frische Luft hilft, schneller gesund zu werden. Nehmen Sie sich Zeit, Ihrem Kind Märchen vorzulesen oder Geschichten zu erzählen, so erleichtern Sie es ihm, lange genug im Bett zu bleiben, um sich auszukurieren.

Man läßt das Kind mit Salbeitee gurgeln. Die Schwellung bedeckt man mit einem warmen Ölwickel, wenn der Arzt nichts anderes verordnet. Diese Krankheit ist gefährlich für Männer, wenn sie nach der Pubertät auftritt, weil sie zu Hodenentzündungen führen kann. Wenn sie nicht sorgfältig behandelt wird, kann es auch zu einer Hirnhautentzündung kommen. Die Inkubationszeit beträgt zwei bis drei Wochen.

Kolik

Mit Kolik bezeichnet man krampfartige Schmerzen im Leib; bei Kindern haben sie ihre Ursache sehr oft im Dickdarm. Die beste Hilfe ist in den meisten Fällen ein besonders lange warm haltender Kartoffelwickel.

Dafür kann man gekochte, noch warme Kartoffeln zerquetschen und zwischen zwei Tüchern auf den Bauch legen, sobald die Temperatur erträglich ist (mit dem Handrücken eine Minute lang prüfen). Wenn es zu lange dauert: vorher eine Wärmflasche auflegen. Auch ein Heublumensack kann hier gut helfen (siehe *Heublumen*). Sehr wirksam ist auch der krampflösende Gelbe Steinklee. Für einen Wickel schlägt man eine Handvoll ge-

MAN LÄSST DAS KIND mit Salbeitee gurgeln

FÜR DEN KARTOFFELWICKEL: Gekochte, noch warme Kartoffeln zerquetschen

KLEE-WICKEL nimmt man nach zwanzig Minuten ab

trocknetes Kraut (*Melilotus officinalis*) in ein Tuch ein, legt dieses auf einen Teller, träufelt genügend kochendes Wasser darüber und bedeckt das Ganze für ca. zehn Minuten mit einem zweiten Teller. Nun preßt man den Wickel zwischen beiden Tellern so aus, daß er nicht mehr tropft, und legt ihn so heiß wie möglich auf den Bauch des Kindes, das man dann warm zudeckt.

Den Wickel nimmt man nach zwanzig Minuten ab und kann ihn nach einer Stunde wiederholen, beliebig oft (siehe auch *Bauchweh*). Statt Gelbem Steinklee kann man gut auch Bockshornkleesamen verwenden; man zerstößt sie zu Pulver und bereitet daraus einen Breiumschlag. Zu trinken gibt man ihm Schafgarbentee. Er wird so zubereitet: 1 Teelöffel getrocknetes Kraut mit 1 Tasse kochendem Wasser übergießen und zugedeckt zehn Minuten ziehen lassen, abseihen.

Konzentration

DEM KIND Zeit lassen

Ein Baby ist immer konzentriert: was es anschaut, begreift, bewundert, ist in diesem Moment immer das Wichtigste auf der Welt. Lassen Sie es nicht zu, daß seine Aufmerksamkeit ständig abgelenkt und auf etwas anderes gerichtet wird. Das heißt aber nicht, daß man ein Kind mit den Maßstäben des Erwachsenen messen darf. Seine Zeit ist anders strukturiert. Es kann Informationen nur langsam aufnehmen, und eine Entscheidung in Sekunden fällen zu sollen, überfordert die Kleinen immer. Geschickter ist es, dem Kind erst einmal fünf Minuten Zeit zu geben, damit es herausfinden kann, was es will, oder sich auf eine Forderung einstellen kann. Vorder- und Hintergrund wechseln in der Aufmerksamkeit kleiner Kinder erheblich schneller als bei Erwachsenen: Ein Spiel wird mit einer Regel begonnen und nicht selten mit drei anderen beendet. Das bedeutet bei weitem nicht, daß die Kinder unkonzentriert sind. Meist zeigt sich erst in der Schule, ob bei einem Kind eine echte Konzentrationsschwäche vorliegt. Und dann ist es meist ratsamer, das Kind in psychotherapeutische Behandlung zu geben, um dort etwa autogenes Training zu lernen, anstatt ihm Medikamente zu verschreiben. Eine ausgewogene Vollwertkost schafft die biochemischen Voraussetzungen für konzentrierte Aufmerksamkeit. Die Vitamine der B-Gruppe (in Vollkorn, Edelhefe, Fleisch) sowie zahlreiche Spurenelemente dürfen in der täglichen Nahrung nicht fehlen.

Kinder, die zu lymphatischer Konstitution neigen, sind oft auch träge und wenig konzentriert. Anzeichen: Sie sind bläßlich, infektanfällig und wirken häufig ein wenig verschwollen im Gesicht. Für sie ist es wichtig, daß sie nur wenig Kuhmilch erhalten. Ein Ausgleich kann durch Reis- oder Mandelmilch (Bioladen oder Reformhaus) erreicht werden. Meist steigt so das Konzentrationsvermögen rasch wieder an.

Kopfweh

Es gibt viele Hausmittel gegen Kopfweh, weil Kopfweh viele Ursachen haben kann. Probieren Sie aus, welches Ihrem Kind am besten hilft.

Umschläge mit Quark, Meerrettich oder Zwiebeln wirken schnell schmerzlindernd und krampflösend. Je nachdem, was Sie zur Hand haben, streichen Sie entweder Quark auf ein Tuch und legen es auf die Stirn, oder reiben Sie frischen Meerrettich bzw. eine Zwiebel, streichen den Brei messerrückendick auf ein Tuch und legen es in den Nacken (nicht auf die Stirn, das würde in den Augen beißen). Den Wickel liegenlassen, solange es dem Kind wohl tut, mindestens aber zehn Minuten. Den Zwiebelwickel können Sie auch auf den Waden oder Fußsohlen ausprobieren, da wirkt er auch. Oft genügt schon eine möglichst heiße Kompresse im Nakken, vor allem bei migräneartigen Kopfschmerzen (bei größeren Kindern).

Als Tee gegen Kopfschmerzen empfiehlt sich eine Mischung aus Baldrian, Melisse und Hopfen zu gleichen Teilen, kalt getrunken. Auch Johanniskrauttee, mit braunem Kandiszucker gesüßt, hilft oft (jeweils 1 Tasse heißes Wasser auf 1 Teelöffel, zugedeckt zehn Minuten ziehen lassen).

Wenn Ihr Kind es mag, kann es sich auch Stirn und Schläfen mit ein wenig verdünntem Lavendelöl einreiben, das kühlt und entkrampft.

STREICHEN SIE QUARK auf ein Tuch, und legen Sie es dem Kind auf die Stirn

TEE gegen Kopfschmerzen

ALS TEE GEGEN KOPFSCHMERZEN empfiehlt sich eine Mischung aus Baldrian, Melisse und Hopfen zu gleichen Teilen, kalt getrunken. Auch Johanniskrauttee, mit braunem Kandiszucker gesüßt – jeweils 1 Tasse heißes Wasser auf 1 Teelöffel, zugedeckt zehn Minuten ziehen lassen –, bringt Erleichterung.

QRLJWÖ

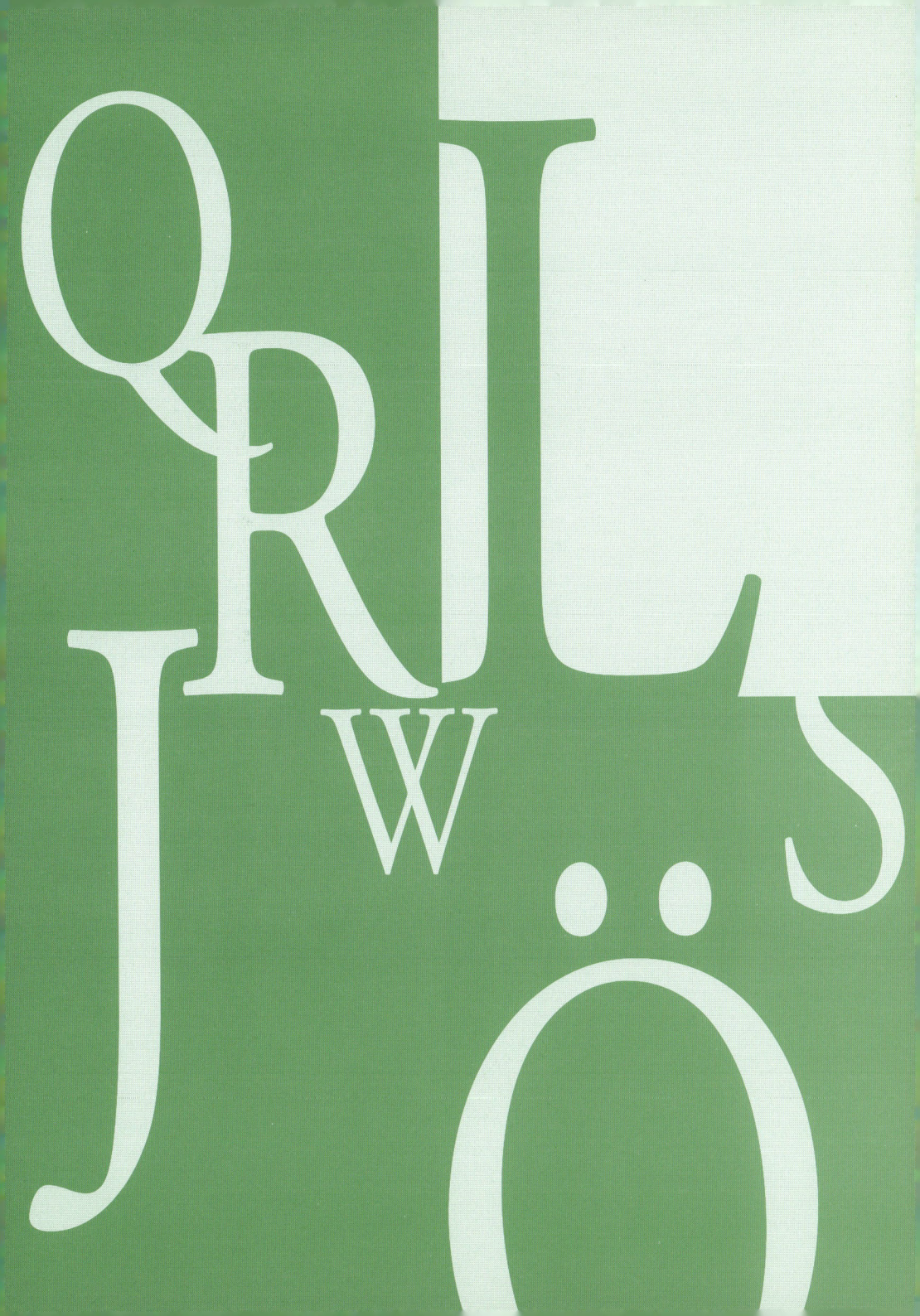

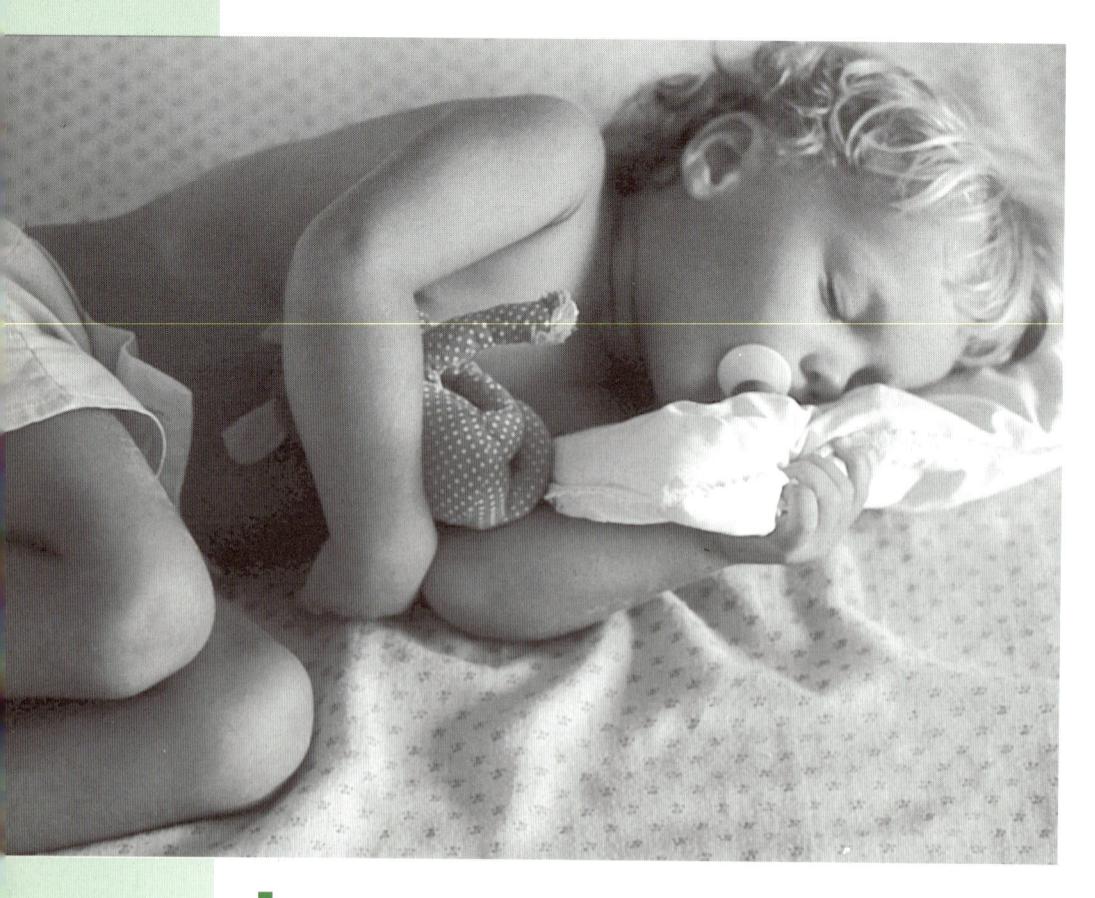

FÜR EIN BABYBAD: 10 Tropfen Lavendelöl

Lavendelöl

Lavendel hat durch seine ätherischen Öle eine ausgleichende Wirkung auf die Nerven. Bei Kopfschmerzen, die von geistiger Überanstrengung oder von einer Magenverstimmung herrühren, hilft Lavendelöl – je nach Alter bis zu 5 Tropfen in etwas Wasser trinken. Auch als Badezusatz ist Lavendelöl angenehm.

Für ein Babybad braucht man ca. 10 Tropfen, für ein Vollbad entsprechend mehr. Das Öl wird in einer Flasche mit warmem Wasser gut geschüttelt, bevor es dem Badewasser zugefügt wird. Es verteilt sich so besser.

Lavendelöl ist leicht selbst herzustellen. Man nimmt die oberen Stengelteile mit Blüten und Blättern, eine Handvoll auf 1/4 Liter Olivenöl. Beides wird zusammen in einer hellen Flasche mindestens vierzehn Tage der prallen Sommersonne ausgesetzt und täglich einmal geschüttelt. Danach abseihen, gut verschlossen und kühl aufbewahren. Hat man nur getrocknete Lavendelblüten zur Verfügung, nimmt man davon zwei bis drei Handvoll auf die gleiche Menge Öl und läßt es doppelt so lange in der Sonne stehen. Im Bioladen oder Reformhaus gibt es aber auch fertigen Lavendel-Badezusatz zu kaufen.

Ein alter Brauch ist es, ein mit getrocknetem Lavendel gefülltes Kräuterkissen zwischen die Wäsche zu legen. Er hat auch heute noch Sinn, denn der Duft hält Ungeziefer ab und verleiht der Wäsche einen angenehmen Geruch.

Leinsamen

Als eine der ältesten Kulturpflanzen spiel der Leinsamen seit jeher eine bedeutende Rolle in der Naturheilkunde. Seine Samen verwendet man als Brei für Umschläge bei Muskelschmerzen, Prellungen und Zerrungen. Innerlich helfen sie bei Verdauungsschwäche und chronischer Verstopfung.

Werden die Samen – ganz oder geschrotet – in Wasser eingeweicht, so entwickeln sie einen gallertartigen Schleim, der ausgesprochen lindernd und entzündungshemmend wirkt. Als sanftes Mittel ist dieser Schleim gerade für Kinder bei Erkältungskrankheiten und gereizter Verdauung zu empfehlen.

Zubereitung: 2 Eßlöffel Leinsamenschrot mit 1/4 Liter kochendem Wasser überbrühen und eine halbe Stunde stehenlassen. Abseihen und mit etwas Honig gesüßt dem Kind zu trinken geben. Das fertige Leinöl ist auch ein gutes Heilmittel gegen Katarrhe und Husten – es wirkt auch bei starkem Hustenreiz. Man gibt Kindern ab zwei Jahren dreimal täglich 1 Teelöffel, und zwar unverdünnt.

Lindenblüten

Tee aus Lindenblüten ist für viele von uns eine angenehme Kindheitserinnerung. Gesammelt werden sie am besten in den ersten fünf Tagen, nachdem sie aufgeblüht sind, dann ist das Aroma am stärksten.

Lindenblütentee gibt es aber auch fertig zu kaufen. Er wirkt schweißtreibend und krampflösend, was ihn zu einem der wichtigsten Tees bei allen Erkältungskrankheiten macht. Auch Fieber wird leichter überwunden, wenn zusätzlich zu den vom Arzt verschriebenen Medikamenten Lindenblütentee gegeben wird. Zubereitung: 1/4 Liter kochendes Was-

FÜR UM-SCHLÄGE bei Muskelschmerzen, Prellungen und Zerrungen

SCHWEISS-TREIBEND und krampflösend

JOHANNIS-ÖL gegen spröde Lippen

...ser auf 2 gehäufte Teelöffel Lindenblüten, zehn Minuten bedeckt ziehen lassen, abseihen.

Lippen

Ein gesund ernährtes Kind hat selten spröde Lippen. Vorbeugend wirken alle Vitamin-E-haltigen Speisen, wie Nüsse oder kaltgepreßte, native Speiseöle.

Äußerlich hilft Johannisöl und/oder Calendulasalbe (siehe auch *Calendula*). Treten Herpes- oder Fieberbläschen auf, kann Hafermehl wie Puder darübergestreut werden. Das sieht zwar komisch aus, hilft aber.

LINDENBLÜTENTEE IST MIT HONIG UND ZITRONE VERMISCHT EIN ERFRISCHENDES GETRÄNK

2 Eßlöffel der zerkleinerten getrockneten Blüten mit 1/2 Liter kochendem Wasser aufgießen, zehn Minuten bedeckt ziehen lassen, abseihen. Mit 1/2 Liter kaltem Wasser und einigen Eiswürfeln abkühlen. Mit Honig süßen und mit ein paar frischen Zitronenmelissen- oder Minzeblättern und Zitronenscheiben garnieren.

VMÄM
OÄO

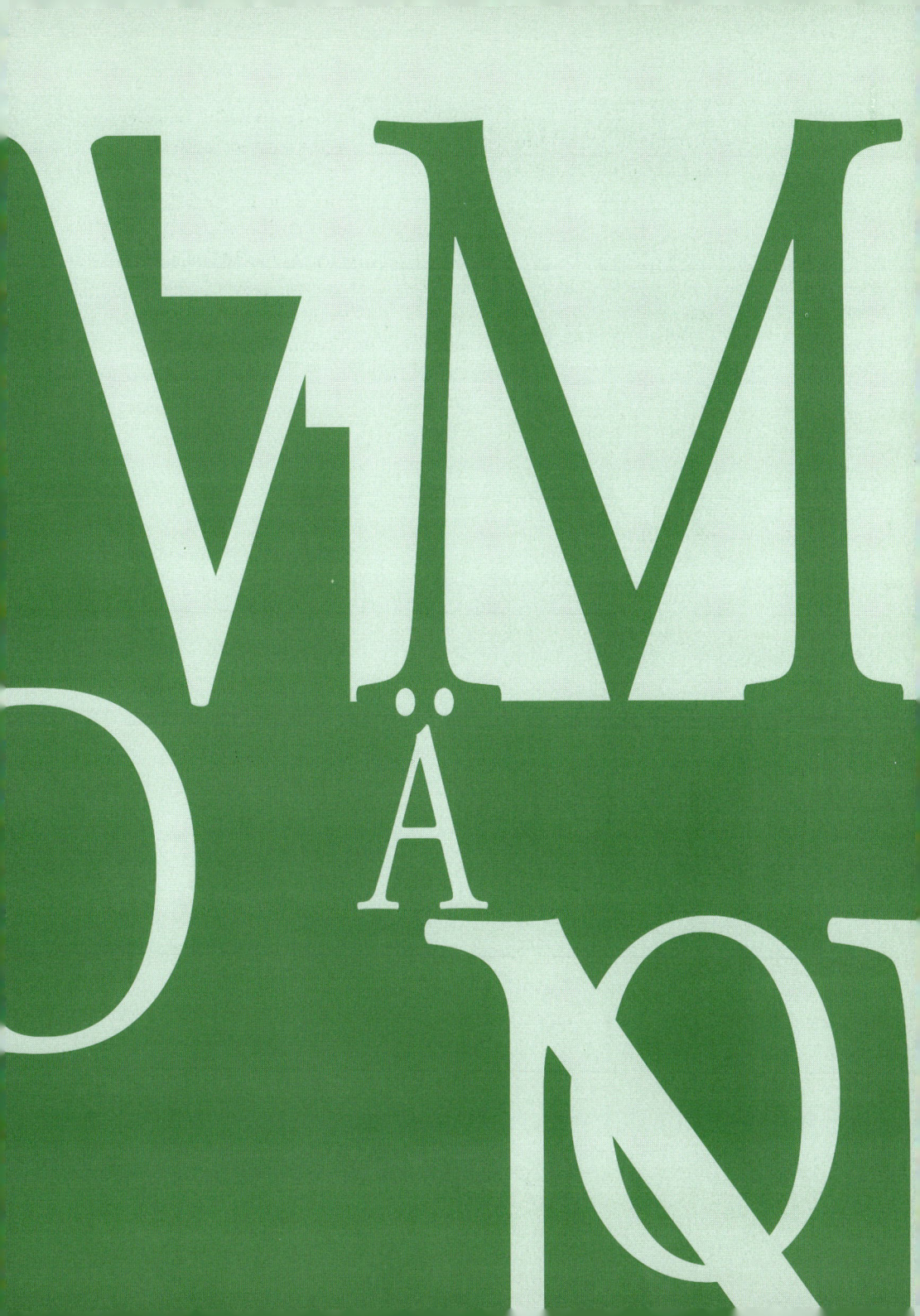

Magen-Darm-Störung

SCHULKINDERN kann vieles auf den Magen schlagen, was sich dann als Bauchweh bemerkbar macht

Störungen im Magen-Darm-Bereich sind bei Kindern relativ häufig, aber meist von sehr kurzer Dauer. Das kommt daher, daß ihr Verdauungstrakt noch sehr sensibel ist: Er reagiert auf alles, was man zu »verdauen« hat, auch im übertragenen Sinn. Mit zunehmendem Alter stabilisiert sich diese Empfindlichkeit, aber auch Erwachsene sagen noch »Das liegt mit schwer im Magen« oder »Das muß ich erst einmal verdauen« – und meinen damit nicht das, was sie gegessen haben. Die Reaktion des Magen-Darm-Trakts auf Eindrücke und Erlebnisse seelischer Natur ist bei Kindern noch viel stärker, da ihre »Filtersysteme« noch durchlässiger sind als die von Erwachsenen. Deshalb sollte jede Therapie von Magen-Darm-Störungen bei Kindern von viel Ruhe begleitet sein.

Das Kind muß von zuviel Eindrücken abgeschirmt werden, bis die Störungen abgeklungen sind. Man sollte auch daran denken, daß sie ihre Ursache nicht unbedingt in einer schlechten Ernährung haben. Bei Kindern, vor allem Babys, können Bauchweh oder Blähungen auftreten, wenn die Atmosphäre beim Essen hektisch, laut oder nervös ist. Sie reagieren auch »verstört«, wenn ihre Nahrung nicht ganz die richtige Temperatur hatte. Schulkindern kann vieles auf den Magen schlagen: Sie haben nicht nur Lernprobleme, die sich in Durchfall oder Bauchkrämpfen äußern können, sondern auch noch das Auf und Ab der vielfältigen Beziehungen mit ihren Klassenkameraden zu bewältigen. Eines ist bei Magen-Darm-Störungen deshalb immer richtig: Schonkost auf allen Ebenen. Denn sie sind meist ein Hinweis auf irgendein »Zuviel«. Und noch ein anderes Element ist zu beachten: Wärme. Der körperliche Verdauungsvorgang funktioniert nicht ohne Wärme, und wenn es seelisch etwas zu verdauen gibt, ist eben seelische Wärme notwendig. Wenn Sie also Hinweise oder das Gefühl haben, daß die Störung aus dieser Ecke kommt, nehmen Sie sich Zeit für Ihr Kind. Schaffen Sie eine ruhige Atmosphäre, sprechen Sie mit ihm, wenn es das möchte, oder, wenn es dafür zu klein ist, wiegen Sie es viel auf Ihrem Schoß, und suchen Sie vielleicht auch geeignete Bach-Blüten aus.

Magen-Darm-Störungen sind meist nicht tragisch, man sollte mit ihnen aber auch nicht oberflächlich umgehen.

VIELE KRANKHEITEN beginnen mit Appetitlosigkeit und Bauchschmerzen

Viele lassen sich problemlos zu Hause kurieren, aber wenn auch nur die geringste Unsicherheit besteht, sollte man nicht auf die Hilfe des Arztes verzichten. Denn viele Krankheiten äußern sich zuallererst durch Appetitlosigkeit oder Bauchweh. Deshalb ist eine sorgfältige Beobachtung bei solchen Störungen immer angezeigt.

Majoranbutter

Majoranbutter ist ein traditionelles hessisches Schnupfenmittel. Man erhält es dort heute noch aus eigener Herstellung in fast jeder Apotheke. Für die Zubereitung braucht man gereinigte Butter: 250 Gramm Butter schmelzen und den sich bildenden Schaum abschöpfen, bis sich keiner mehr bildet. Nun wird die so gereinigte Butter durch ein Leinentuch gefiltert.

Man nimmt vom soeben aufgeblühten Majoran ungefähr das obere Drittel des Stengels mit Blüten und Blättern, zerrupft diese ein wenig und gibt zwei große Handvoll in das heiße, gereinigte Butterfett. Nun wird mit einem Holzlöffel ca. fünfundvierzig Minuten konstant gerührt; die Butter darf dabei nicht sieden. Das geht am besten in einem Weckglas im Wasserbad. Danach durch ein Mulltuch (etwa eine Mullwindel) abseihen, das ätherische Öl zufügen und in Salbentöpfchen abfüllen. Man kann sowohl den bei uns wildwachsenden Majoran, den Dost, sowie auch guten Gartenmajoran verwenden, aber frisch sollte er sein. In beiden Fällen wird die Salbe kräftiger, wenn noch ca. 10 Tropfen ätherisches Majoranöl aus der Apotheke hinzugefügt werden.

Kühl aufbewahrt, hält Majoranbutter ein Jahr. Bei Schnupfen wird sie in den Nacken einmassiert und ein wenig auch in die beiden Nasenlöcher gerieben. Bis zu fünfmal täglich anwenden.

Mandelentzündung

Eine Mandelentzündung (Angina) kann schon im ersten Lebensjahr auftreten und äußert sich durchaus nicht immer durch Halsweh. Das Wort Angina kommt aus dem Griechischen und bedeutet »Enge«. Die Enge

AUS DEN BLÜHENDEN FRISCH gepflückten Spitzen des wilden Majoran läßt sich auch ein appetitanregender Tee zubereiten.

MAN NIMMT das obere Drittel des Stengels mit Blüten und Blättern

BEI SCHNUPFEN den Nacken damit einreiben

EINE MANDELENTZÜNDUNG muß mit viel Geduld behandelt werden

entsteht durch die mit der Entzündung einhergehende Vergrößerung der Rachen- und Gaumenmandeln, was zu starken Schmerzen und erheblichen Schluckbeschwerden führen kann.

Manche Kinder haben Fieber und leiden unter Kopfschmerzen.

Auf den Mandeln tauchen nach ein bis zwei Tagen meist weiße »Stippchen« auf. Eine Verdickung der Rachenmandeln erkennt man auch daran, daß das Kind durch den Mund atmet, vor allem im Schlaf, und daß es »laut« atmet, mit einem schnarchenden Geräusch. Es ist aber auch möglich, daß keines der genannten Symptome auftritt, sondern daß das Kind sich lediglich unwohl fühlt und über Mattigkeit oder Bauchschmerzen klagt.

Eine Mandelentzündung muß vom Arzt sorgfältig und lange genug behandelt werden. Wenn sie nicht wirklich ausgeheilt wird, kann sie eine latente beziehungsweise chronische Form annehmen, was zu einer erheblichen Belastung des Organismus führt. Sorgfältige Beobachtung ist auch deshalb notwendig, weil ernstere Krankheiten (Scharlach und Diphtherie) manchmal mit einer Mandelentzündung beginnen.

Zur Unterstützung der ärztlichen Behandlung kann man dem Kind frische Gemüse- und Obstsäfte in Verbindung mit einer leichten Kost geben.

Auch Halswickel unterstützen die körpereigene Abwehrkraft. Man verwendet dafür Salzwasser (1 gestrichener Eßlöffel auf 1/2 Liter Wasser), in das man ein doppelt gefaltetes Leinentuch taucht, es auswringt und glatt um den Hals des Kindes legt. Darüber kommen ein trockenes Tuch und ein Wollschal. Nach zehn bis fünfzehn Minuten wird der Wickel entfernt und der Hals in ein Seidentuch gehüllt. So einen Wickel macht man stündlich oder zwei- bis dreimal täglich (siehe *Halsweh*). Im Anfangs- oder Vorstadium einer Angina kann man den Krankheitsverlauf oft durch ein heißes Fußbad abmildern. Auch ihm setzt man Salz zu, auf einige Liter Wasser nimmt man 300 bis 500 Gramm und packt das Kind hinterher wieder warm ein.

WASCHUNGEN mit Salzwasser zur Vorbeugung

Waschungen von Hals und Oberkörper mit Salzwasser, über mehrere Wochen täglich durchgeführt, gelten als sinnvolle Vorbeugungsmaßnahme bei anginaanfälligen Kindern. Vorsicht vor Unterkühlung! Die Konstitution solcher Kinder wird auch durch Ferien in guter Gebirgsluft oder am Meer gestärkt.

Mandelmilch

Mandeln enthalten besonders hochwertiges Eiweiß und wertvolle Mineralsalze – ideal nicht nur für Kinder. Mandelmilch ist ein unentbehrliches Getränk für die wachsende Zahl von Kindern mit Milchunverträglichkeit (Laktointoleranz) und auch für stillende Mütter von Säuglingen mit dieser oder anderen Allergien. Sie sollten ganz auf Milch verzichten, beim zweiten und weiteren Kindern sogar schon von der Schwangerschaft an.

Dies ist wichtiger Bestandteil einer Vorbeugungsdiät und empfiehlt sich bei jeder Art von Allergie in der Familie, sowohl mütterlicher- als auch väterlicherseits (siehe *Allergie*). Natürlich ist Mandelmilch aber auch für alle anderen Mütter und Kinder eine gesunde »Schleckerei« für zwischendurch.

Für die Zubereitung werden einfach 2 Eßlöffel weißes Mandelmus mit 1/4 Liter Wasser im Mixer verquirlt. Mit 1 bis 2 Bananen und 1 Teelöffel Sesammus kann dieses Grundrezept angereichert werden.

Märchen

Kinder lieben Märchen, und die alten Geschichten von Stiefmutter und Königssohn, von Drachen, Prinzessin und Hexe sind durch moderne Kinderbücher allein nicht zu ersetzen. Märchen sind Seelenbilder. Sie geben dem Kind auf einer unbewußten Ebene Hilfestellung, wie es mit inneren Konflikten, mit Ängsten umgehen kann. Das ist für Kinder wichtig, weil sie noch nicht in der Lage sind, solche Konflikte auszudrücken, sie zu reflektieren oder mit jemandem »vernünftig« zu besprechen.

Im Märchen nehmen Gefühle wie Zorn, Aggression und Egoismus greifbare Gestalt an. So kann man sich zum Beispiel des Bösen in Gestalt der Hexe oder des Wolfs durch Mut entledigen. Der Sieg des jüngsten Sohnes über seine

MANDELMILCH KANN GANZ EINFACH SELBST ZUBEREITET WERDEN
2 Eßlöffel weißes Mandelmus mit 1/4 Liter Wasser im Mixer verquirlen. Dieses Grundrezept kann mit 1 bis 2 Bananen und einem Teelöffel Sesammus variiert und angereichert werden.

WICHTIGER BESTANDTEIL einer Diät bei jeder Art von Allergie

MÄRCHEN ZEIGEN, wie man innerlich wachsen und reifen kann

übermächtigen älteren Brüder gibt dem Kind Zuversicht, wenn es sich klein und machtlos der Welt gegenüber fühlt. Märchen zeigen, daß auch der tapferste Held allein in die Welt hinausziehen und Prüfungen in Form gefahrvoller Abenteuer selbst bestehen muß, bevor sich alles zum Guten wendet. Und es wendet sich immer alles zum Guten!

Trotzdem wird nichts beschönigt. Alle grundlegenden menschlichen Konflikte werden angesprochen, auch die Grenzen unserer Existenz, Alter und Tod. Es ist keine heile Welt, die dem Kind da gezeigt wird, aber es ist eine Welt, die den Weg zu innerem Wachstum und Reife weist.

Dabei ist das Böse genauso vertreten wie das Gute. Märchen zeigen ohne moralischen Zeigefinger, worauf es ankommt, um Glück und Erfolg zu erringen. Viele Kinder haben in Krisenzeiten ein Lieblingsmärchen, das sie immer wieder hören wollen. Man sollte ihrer Bitte – ohne Gegenvorschläge – nachkommen. Denn bestimmt enthält dieses Märchen Elemente, die dem Kind zeigen, konstruktiv mit seinen Schwierigkeiten umzugehen.

Massage

Massage ist nicht nur für Babys ein anregender Ausgleich für fehlende Bewegung (siehe *Baby-Massage*), sie kann auch bei großen Kindern des Bedürfnis nach Körper- und Hautkontakt wohltuend stillen. Am besten, man fängt im Babyalter an und hört überhaupt nie auf damit, sein Kind dann und wann zu massieren. Die fachlichen Kenntnisse eines Masseurs sind dabei nicht notwendig – hier geht es ja nicht darum, medizinisch zu behandeln, sondern dem Kind etwas Gutes zu tun.

Besonders geeignet für eine Massage ist die Zeit nach dem Baden. Die Haut ist dann aufnahmebereit für pflegende Öle, der Körper ist entspannt, und die Sinne sind offen für körperliche Wahrnehmungen. Kinder genießen es, massiert zu werden, wenn sie das

EINE MASSAGE tut besonders gut nach einem entspannenden Bad

ENTSPANNENDES MASSAGEÖL
In eine kleine dunkle Flasche mit 50 ml Weizenkeim- oder Mandelöl 15 Tropfen Duftessenzöl geben, verschließen und die Öle gut miteinander verschütteln. Lassen Sie Ihr Kind selbst seinen Lieblingsduft auswählen, oder nehmen Sie je 5 Tropfen von Melisse, Eisenkraut und Lavendel.

auch anders ausdrücken als Erwachsene. Sie können dabei kichern und kreischen oder auf andere Weise ihr »Berührtsein« äußern – selten werden sie es fertigbringen, lange ruhig liegenzubleiben oder ganz stillzuhalten. Das können erst große Kinder und Erwachsene. Man muß sich also von der Vorstellung des ruhigen und stillen Massageerlebnisses lösen, das man vielleicht haben mag. Trotzdem braucht dem Ganzen nichts an Innigkeit zu fehlen. Man sollte immer ein wohlduftendes Öl benutzen – eigentlich ist so eine Massage ja nichts anderes als ein sorgfältiges und behutsames Einreiben der Haut.

Man kann mit den Füßen beginnen, dann mit knetenden und streichenden Bewegungen die Beine massieren, danach Po und Rücken. Das geht im Stehen oder Sitzen genausogut wie im Liegen. Jetzt kommen Bauch und Brust an die Reihe, die Arme und zuletzt das Gesicht und – ohne Öl – die Kopfhaut, die man nur mit den Fingerspitzen massiert. Die Reihenfolge ist nicht entscheidend, man kann sie beliebig festlegen.

Das Entscheidende dabei ist der Körperkontakt. Durch diese liebevolle Zuwendung hat das Kind auch die Möglichkeit, eine positive und vertrauensvolle Einstellung zum eigenen Körper zu entwickeln.

Melisse

Die Melisse ist eine der ältesten und wichtigsten Gewürz- und Heilpflanzen. Ihren wohlklingenden Namen verdankt sie den alten Griechen – *melissa*, die Honigbiene. Ihre Heimat ist das östliche Mittelmeer. Im Hochsommer ist die Melisse mit ihren zarten, weißen Blüten dort von Bienenschwärmen umlagert. Bei uns fehlt sie in der freien Natur. Das ganze Kraut, vor allem aber die Blätter, riechen beim Zerreiben intensiv nach Zitrone, daher auch der Name Zitronenmelisse. Melissentee sollte in keiner Hausapotheke fehlen. Man kann ihn fertig kaufen oder aber aus den selbstgeernteten Blättern zubereiten. 1 Eßlöffel Melissenblätter mit 1 Tasse Wasser überbrühen, ca. zehn Minuten ziehen lassen, warm trinken.

Der Tee wirkt auf Kinder beruhigend, er ist auch wohltuend bei Krämpfen, Brechreiz, Nervosität, Schlaflosigkeit und auch ganz allgemein bei Erschöpfung und Erkältung. Frisch zerquetschte Melissenblätter kühlen und lindern außerdem Kopfweh und Insek-

FÜR KINDER DAS SCHÖNSTE an der Massage: der liebevolle Körperkontakt

BEI KRÄMPFEN, Brechreiz, Nervosität, Schlaflosigkeit oder Reisekrankheit

tenstiche. Der berühmte Melissengeist wurde von den Karmeliterinnen im 17. Jahrhundert in die Volksmedizin eingeführt. Er wirkt bei Übelkeit und Brechreiz. Da er Alkohol enthält, sollten Kinder nur ausnahmsweise höchstens 5 Tropfen, in Wasser verdünnt, bekommen. Das hilft gut gegen Reisekrankheit.

Milchschorf

> EKZEME entstehen oft aufgrund von Milchunverträglichkeit

Unter »Milchschorf« wird im Volksmund oft der schuppigtalgige Belag der Kopfhaut verstanden, der bei Babys relativ häufig auftritt, egal, ob die Kopfhaut von Haaren bedeckt ist oder nicht (siehe *Haare*). Dieser Belag oder »Grind« ist aber meist harmlos und vergeht mit der Zeit von selbst. Er wird von manchen naturheilkundigen Ärzten sogar als Wärmeschutz für den Kopf betrachtet, und in der Tat verschwindet er oft erst dann, wenn eine wirklich dichte Behaarung vorhanden ist.

> STIEFMÜTTERCHEN, Schafgarbe, Kamille und Zinnkraut eignen sich zur Linderung von Milchschorf

Mit Milchschorf wird aber auch ein Ekzem bezeichnet, das die Wangen oder das ganze Gesicht des Babys befällt. Die Haut wird rauh, rissig und bedeckt sich mit trockenen Schuppen, unter denen sie wund und feucht bleibt. Dieses Ekzem tritt aufgrund einer Milchunverträglichkeit auf. Babys, die darunter leiden, sind allergisch gegen Milch. Oft wird stillenden Müttern deshalb empfohlen abzustillen. Allerdings wird das Ekzem auch nach dem Abstillen und der Umstellung auf Milchersatz meist nur geringfügig schwächer. Besser scheint es zu sein, wenn die stillende Mutter eine milch- und fleischfreie Heildiät einhält.

Ein guter Ersatz für Mutter- und Kuhmilch ist pflanzliche »Milch« auf Mandel- oder Reisbasis. Im Bioladen und im Reformhaus gibt es gebrauchsfertige Präparate, mit denen die Herstellung solcher Ersatzmilch schnell und einfach geht (siehe auch *Mandelmilch*). Jede Mutter sollte selbst ausprobieren, welche ihr Baby am liebsten trinkt. Manche Heilkräuter können Milchschorf lindern.

Ganz besonders das Stiefmütterchen, aber auch die Schafgarbe, die Kamille und das Zinnkraut eignen sich dafür. Auch hier muß die Mutter herausfinden, was ihrem Kind am besten hilft. Man bereitet aus dem getrockneten Kraut einen Tee, den man als reines Getränk oder statt Wasser für die Milchzubereitung verwendet. Wenn das Baby gestillt wird, trinkt am besten die Mutter den Tee. Außerdem verwendet man ihn äußerlich zum Waschen des Gesichts und für heilsame Auflagen. Zubereitung: 1 Teelöffel der getrockneten Kräuter mit 1 Tasse kochendem Wasser überbrühen und zugedeckt zehn Minuten ziehen lassen. Für die Auflagen tränkt man kleine Leinenläppchen im warmen Tee, legt sie auf die erkrankten Stellen und bedeckt sie mit einem wollenen Tuch. Werden sie kalt, nimmt man sie ab. Man kann sie beliebig wiederholen.

Mineralstoffe

Zu den Mineralstoffen der Nahrung gehören Eisen, Phosphor, Kalzium, Mangan, Jod, Natrium, Kalium, Kupfer und viele andere. Sie sind wichtig zur Blut- und Knochenbildung, zur Erhaltung gesunder Zähne, für den Zellstoffwechsel, die Vitalität und das Konzentrationsvermögen. Besonders reichlich sind sie enthalten in Vollgetreide (brauner Reis, Brot, Gebäck und Nudeln aus ungeschältem Korn), Wurzelgemüse, Hülsenfrüchten, Kohl und grünem Gemüse sowie in Gewürzkräutern, Nüssen und Ölsaaten.

Um die Ernährung reicher an Mineralstoffen zu machen, sollte man folgende Punkte beachten:
• Wurzelknollen und -gemüse möglichst nicht (oder nur da, wo es unbedingt notwendig ist) schälen, sondern mit einer speziellen Bürste sorgfältig säubern. In den Schalen und Randschichten sitzen wertvolle Stoffe.
• Viele frische oder tiefgekühlte Gewürzkräuter in der Küche verwenden, sowohl während des Kochens als auch in rohem Zustand bei Tisch zugeben (siehe *Gewürze*).
• Bei Gemüse aus grünen Blättern (Spinat, Mangold, Chinakohl) einen kleinen Teil der Blätter roh pürieren und vor dem Anrichten untermischen.
• Mindestens einer Mahlzeit täglich entweder eine Rohkost, eine (eventuell pürierte) Gemüsesuppe oder einen Gemüsesaft vorausgehen lassen.
• Täglich etwas aus Sauermilch reichen: Joghurt, Sauerrahm, Kefir, Buttermilch. Dies geht wunderbar in Verbindung mit Gemüse oder Vollkornmüsli.
• Beim Gebrauch von Ölen darauf achten, daß man nur hochwertiges, kaltgepreßtes Pflanzenöl verwendet.

In der frischkostarmen Jahreszeit ist rohes Sauerkraut ein ausgezeichnetes Nahrungsmittel, um die Mineralstoffversorgung zu sichern.

Babys erhalten, solange sie gestillt werden, genug Mineralsalze aus

IN DEN SCHALEN und Randschichten sitzen wertvolle Nährstoffe

GESTILLTE BABYS erhalten genug Mineralsalze mit der Muttermilch. Bei Flaschennahrung Möhrensaft zufüttern

der Muttermilch, um so mehr, wenn sich die Mutter bewußt ernährt oder entsprechende Zusatzpräparate einnimmt, wie zum Beispiel *Weleda Aufbaukalk*, der nicht nur für Kinder in starken Wachstumsphasen, sondern auch für stillende Mütter zu empfehlen ist. Ein ausgezeichnetes Stärkungsmittel für stillende Mütter und damit auch ihre Säuglinge ist eine angereicherte Milch (siehe Kasten). Diese Milch kann im Kühlschrank aufbewahrt und über den Tag verteilt vor und während der Mahlzeiten getrunken werden. Immer nur die Tagesmenge auf einmal zubereiten.

> **1 TASSE MILCH,**
> 2 Eßlöffel Milchpulver,
> 2 Eßlöffel Edelhefepulver
> (mit 1 Teelöffel beginnen
> und langsam steigern),
> 1 Messerspitze echte Vanille, 1 bis 2 Eßlöffel Distelöl,
> 1 Banane (wahlweise auch
> Sanddornsirup), 1 Eßlöffel
> Kalziumlaktat (Apotheke)
> miteinander mixen und mit
> Milch auf 1 Liter auffüllen.
> Direkt vor dem Trinken wird
> pro Tasse noch 1 1/4 Teelöffel Magnesiumcarbonat
> (Apotheke) eingerührt.

(Falls Ihr gestilltes Baby zu Blähungen neigt, sollten Sie allerdings ausprobieren, ob es besser ist, wenn Sie selbst ganz auf Kuhmilch verzichten.)

Sobald ein Baby nicht mehr voll gestillt wird (ansonsten von der sechsten Lebenswoche an), kann es kleine, aber zunehmende Mengen von Möhrensaft bekommen. Er ist sehr mineralsalzhaltig. Auch Mandelmilch, eventuell mit Fruchtsaftzusatz, hilft, den Mineralienbedarf zu decken und Mangelerscheinungen zu verhindern.

Mücken

Für Kinder sind Mücken eine noch schlimmere Plage als für Erwachsene. Sie können sich nicht so erfolgreich gegen Insekten zur Wehr setzt, und weil sie noch klein sind, sind die Stiche auf ihrem Körper im Verhältnis größer. Es gibt einige sehr wirkungsvolle natürliche Hausmittel zur Linderung von Mückenstichen. Aber man kann auch versuchen, die Insekten vom Kind fernzuhalten. Innerhalb der Wohnung ist es relativ einfach. Am besten wäre es, das Fenster im Babyzimmer mit einem feinmaschigen Fliegengitter zu versehen. Auf diese Weise können in den entsprechenden Monaten keine Insekten ins Zimmer gelangen, auch Fliegen nicht, die Babys so gern im Schlaf stören. Und wenn das Baby im Kinderwagen auf den Balkon gebracht wird, kann man ein Stück Gardine als »Moskitonetz« benutzen.

Auch Tomatenpflanzen, in Töpfen auf dem Fensterbrett oder Balkon gezogen, halten Mücken und Fliegen fern. Der Geruch ist ihnen unangenehm. Wer einen Garten hat, kann dort, wo sich die Kinder bevorzugt aufhalten, zum Beispiel um den Sandkasten herum, Tomatenstauden setzen. Tomatengrün in einer kleinen Vase schützt das Kind, wenn es am Gartentisch spielt oder Hausaufgaben macht. Man kann Kinder auch leicht mit den Blättern von Tomate, Geranie oder Zitronenmelisse abreiben – einfach über Kleider und Haut damit streichen. Neben Tomaten gibt es noch einen anderen natürlichen Duftstoff, den Mücken nicht ausstehen können: den Duft von Gewürznelken.

Er ist konzentriert enthalten im ätherischen Öl der Nelken, das als »Nelkenöl« in jeder Apotheke zu erhalten ist. Dieses Nelkenöl kann man, verdünnt in viel Olivenöl, zum Einreiben der Haut benutzen, was beim Baden an Seen und bei jedem anderen Aufenthalt im Freien günstig ist. Dabei empfiehlt es sich, einmal vorsichtig auszuprobieren, wie die Haut des Kindes darauf reagiert. Eventuell nur ein Tüchlein damit betupfen, das man dem Kind umbindet oder einsteckt. Außer Nelkenöl kann man gegen Insekten auch Citronellöl, Eukalyptus- oder Geraniumöl verwenden. Das Gute daran ist, daß zwar Mücken diesen Geruch nicht mögen, er für Menschen jedoch angenehm ist. Chemische Insektenmittel dürfen nur dann in Räumen verwendet werden, wenn auf der Packung steht, daß sie auch für Säuglinge unschädlich sind. Auch wenn sie nicht direkt schaden: eine zusätzliche Belastung sind sie dennoch (siehe *Insektenstiche, Erste Hilfe*).

Müdigkeit

Übermäßige Müdigkeit ist bei kleinen Kindern oft das erste Zeichen dafür, daß etwas »im Busch« ist. Wenn ein Baby oder Kleinkind auffällig quengelig ist, dauernd auf den Arm genommen werden will, wenn es matt und jammernd herumsitzt, statt wie sonst zu spielen – dann kann man fast sicher sein, daß es sich dabei nicht um schlechte Laune handelt, sondern um die ersten Anzeichen einer Erkrankung.

Auch größere Kinder fühlen sich

TOMATEN-PFLANZEN halten Mücken und Fliegen fern

NELKENÖL zum Einreiben verdünnen

KINDER FÜHLEN SICH MATT, müde und anlehnungsbedürftig, wenn sie etwas ausbrüten

matt und müde und sind anhänglicher, wenn sie etwas ausbrüten. Bei Neugeborenen geht Müdigkeit oft mit der Neugeborenen-Gelbsucht einher. Sie schlafen dann so viel, daß sie manchmal sogar eine Mahlzeit verschlafen. Das aber ist nicht gut, denn sie müssen viel Flüssigkeit zu sich nehmen, um mit der Gelbsucht fertig zu werden. Abgesehen von diesem ganz speziellen Fall ist Schlaf natürlich das beste Heilmittel für ein müdes Kind. Oft kann man den Krankheitsausbruch (bei harmlosen Erkältungen) noch verhindern, wenn man rechtzeitig darauf reagiert. Verschafft man dem Kind die Ruhe und Wärme, die es braucht, wird es unter Umständen erst gar nicht richtig krank oder fühlt sich wohler und gesundet dadurch schneller.

FRISCH GEPRESSTE Gemüse- und Obstsäfte machen munter

Neben dieser besonderen Schlaffheit, die oft als Vorbote einer Erkrankung auftritt, kennen auch Kinder schon eine Art »Frühjahrsmüdigkeit«. Wie man weiß, tritt sie nicht unbedingt im Frühjahr auf. Sie geht auf einen Mangel an Bewegung in frischer Luft und auf eine mineral- und vitaminarme Ernährung zurück (siehe *Mineralstoffe*, *Vitamine*). Die Bezeichnung »Frühjahrsmüdigkeit« stammt aus einer Zeit, in der es im Winter wenig frisches Gemüse und Obst gab.

Das muß heutzutage nicht mehr der Fall sein, man bekommt bei uns jederzeit ausreichend Frischkost. Ein müdes, energieloses Kind kann mit wenig Mühe durch eine bewußtere Ernährung oder, wenn das aus Zeitgründen schwierig ist, durch Preßsäfte aus verschiedenen Gemüse- und Obstsorten, eventuell in Verbindung mit Buttermilch, wieder zu Kräften kommen. Dabei ist vor allem auch darauf zu achten, daß es statt Süßigkeiten viel »Studentenfutter«, also verschiedene Nüsse und Rosinen, ißt (siehe *Ernährung*).

Vielleicht kann man es auch für irgendeine Art von Sport im Freien begeistern.

Musik

Alle Menschen reagieren in ihren ersten Lebensmonaten und Jahren sensibel auf Töne und Musik; niemals wieder werden sie so »musikalisch« sein – mit wenigen besonders begabten Ausnahmen, denen diese Fähigkeit ein ganzes Leben lang erhalten bleibt. Jede Mutter erlebt, daß Ihr Baby auf ihre Stimme reagiert, noch bevor es sie mit den Augen verfolgen kann.

Babys haben für alle Töne, Klänge und Geräusche ein empfindliches,

BABYS haben ein »offenes« Ohr für Musik

ein »offenes« Ohr. Müttern ist das vielleicht nicht bewußt, und doch singen sie Wiegenlieder nie mehr aus so tiefem Herzen wie im Säuglingsalter Ihres Kindes, eben an der »Wiege«. Weil sie da spüren, wie intensiv und ungeteilt das Baby zuhört.

Wenn man um dieses intensive Zuhören des Babys weiß, das die Welt am Anfang ja mehr hört als sieht, wird man bewußter darauf achten, welcher Geräuschkulisse man es aussetzt. Es gibt Eltern, die schwören darauf, daß klassische oder meditative Musik für Babys am besten ist. Sie können sich dabei auf wissenschaftliche Untersuchungen stützen, die besagen, daß auch Pflanzen bei Musik von Bach und Beethoven »aufblühen«. Trotzdem werden andere Eltern, denen vielleicht Jazz- oder Popmusik über alles geht, darauf schwören, daß ihr Baby bei dieser Musik den größten Spaß hat.

Eines jedenfalls scheint erwiesen: Eine ständige indifferente Geräuschkulisse, wie etwa ein permanent laufendes Radio- oder Fernsehgerät, wirkt auf kleine Kinder beunruhigend und aufregend. So sollte man also Rücksicht auf ihr feines Gehör nehmen und auf wahllose Hintergrundmusik verzichten (genauso wie man aus Rücksicht auf ihren empfindlichen Organismus in ihrer Gegenwart aufs Rauchen verzichten sollte).

Tönendes Spielzeug, alles, was rasselt, klimpert, klickt, klackt oder klingt, ist bei Babys besonders begehrt. An einen Strang geknüpfte Glöckchen, die in verschiedenen Tonlagen erklingen, sobald man nur ein wenig daran zieht, oder ein Bund chinesischer Klangstäbe aus Glas oder Messing, die beim leisesten Windhauch oder auch in der bewegten Luft über dem Heizkörper ertönen – das ist Musik für Babys. Und wenn es aus unerfindlichen Gründen schreit, sind solche Klänge oft das einzige, um es abzulenken oder zu beruhigen.

AUF WAHLLOSE Hintergrundmusik verzichten

AN EINEN STRANG GEKNÜPFTE GLÖCKCHEN, die in verschiedenen Tonlagen erklingen, sobald man nur ein wenig daran zieht, oder ein Bund chinesischer Klangstäbe aus Glas oder Messing, die beim leisesten Windhauch oder auch in der bewegten Luft über dem Heizkörper ertönen – das ist »Musik«, der jedes Baby gerne lauscht.

DAS KLEINKIND ist fasziniert von allem, was klingt

Auch noch das Kleinkind ist fasziniert von allem, was klingt: Es gibt tönende Kugelbahnen, die ein Kind fesseln können, Spielsachen, die eine rhythmische Klangfolge ertönen lassen, wenn man sie in Bewegung setzt, und vieles mehr. Dabei wird man feststellen, daß Naturprodukte andere Töne erzeugen als Plastik. Zwei einfache Hölzer, aneinandergeschlagen, »klingen«, während Plastikgegenstände sich dumpf anhören. Die »musikalische Ader« des Babys mag mit der Zeit hinter anderen Entwicklungen zurückbleiben, aber mit ein wenig Aufmerksamkeit kann man dem Kind die Freude an Tönen und Klängen lange erhalten. Es gibt hölzerne Vibraphone, die man nach und nach kaufen kann, und andere Klang- und Musikinstrumente, die für das Temperament kleiner Kinder geeignet sind.

Müsli

Wie auch immer man es zubereitet, das Müsli ist ein ideales Frühstück. Es ist so wertvoll, daß es sehr gut auch als leichtes Mittagessen gereicht werden kann.

FRISCHE KÖRNER am Vorabend schroten und für das Frühstücksmüsli einweichen

Müsli besteht meistens aus drei Zutaten: Getreide, Nüssen und Früchten. Hafer, Weizen, Gerste, sogar Reis und Hirse gibt es als Flocken.

Wer eine Getreidemühle hat, kann auch frische Körner am Vorabend schroten und einweichen und sie statt Flocken zum Müsli mischen. Es eignen sich alle Sorten Nüsse, aber Mandeln sollten wegen ihres besonderen Wertes für Nerven und Knochen immer dabei sein. Auch Samen wie Sonnenblumenkerne, Sesam und Leinsamen gehören dazu. Das Aroma der Nüsse wird verbessert, wenn sie vorher angeröstet werden. Man kann aber auch das ganze Müsli anrösten.

Früchte fürs Müsli müssen nicht immer frisch sein: Rosinen, getrocknete Aprikosen, Feigen und Datteln sind ebenso zu verwenden, wenn sie über Nacht eingeweicht werden. Auch geraffelte Möhren schmecken gut. Zum Einweichen bedeckt man die Früchte mit Wasser und gibt erst vor dem Essen Milch oder Molke, Obstsaft oder Dickmilch dazu. Etwas Zitronensaft rundet den Geschmack ab.

AN

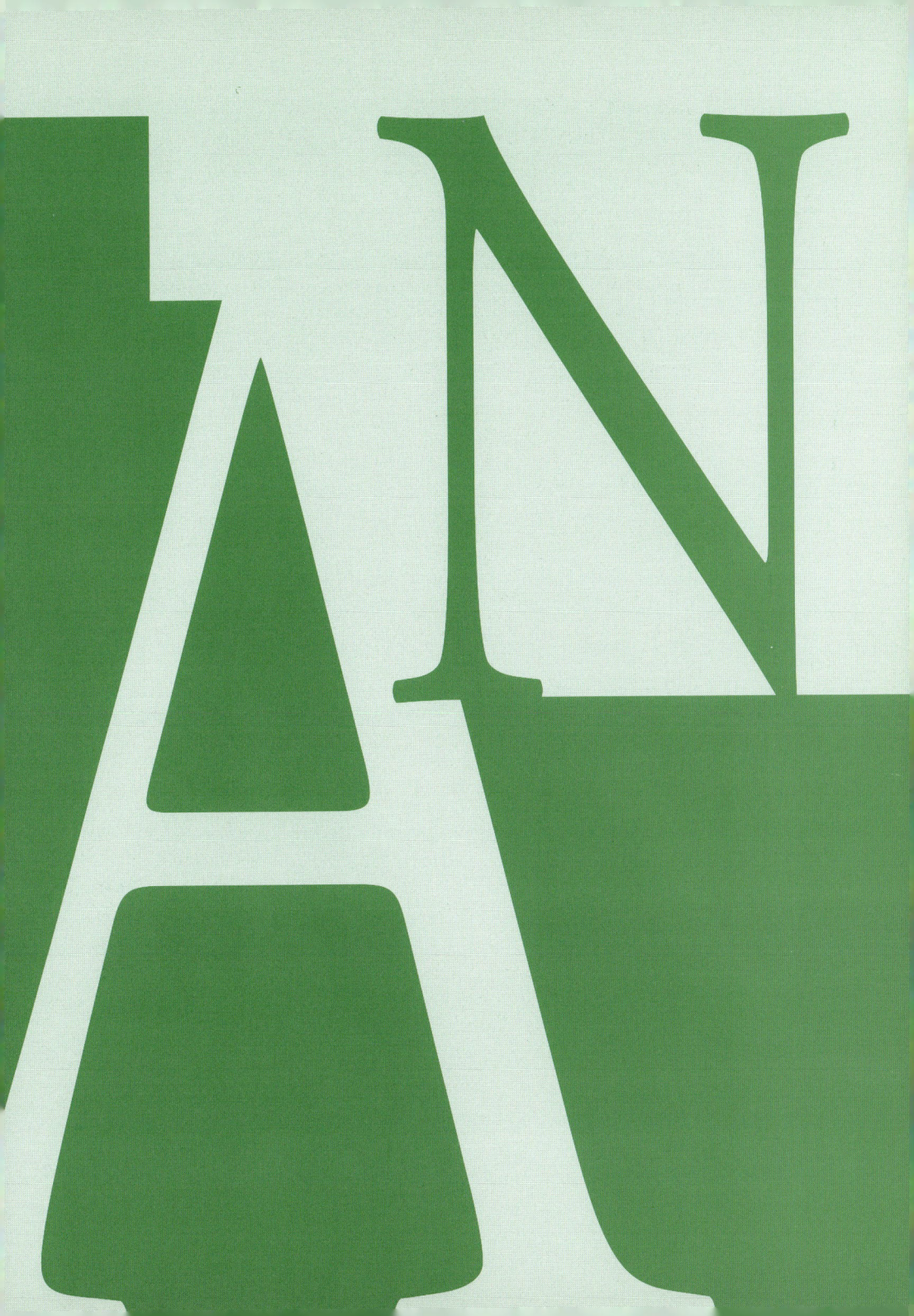

Nabelkolik

Plötzlich auftretende, krampfartige Schmerzen in der Nabelgegend werden oft als Nabelkolik bezeichnet. Die Schmerzen können ebenso schnell, wie sie kommen, auch wieder verschwinden.

Als Erste Hilfe eignet sich ein warmer Breiumschlag (siehe *Leinsamen*) und Anserinen-Milch (siehe *Bauchweh*). Krampfartige Bauchschmerzen entstehen oft aus allgemeinem Unbehagen, also empfiehlt sich hier auch eine Kur mit Johanniskrauttee (siehe *Johanniskraut*). Wenn die Schmerzen nicht abklingen oder immer wieder auftreten, muß man die Ursachen auf jeden Fall von einem Arzt klären lassen.

ALS ERSTE HILFE eignet sich ein warmer Breiumschlag

Nacht

Am Anfang ist Babys unser Tag- und-Nacht-Rhythmus noch fremd. Sie haben ihren eigenen Rhythmus, geprägt vom Bedürfnis nach Nahrung, von der Unfähigkeit, genug Nahrung für eine längere Zeit aufzunehmen und zu verdauen. Diese Fähigkeit wächst normalerweise erst nach sechs bis acht Wochen. In diesem Alter fängt das Baby an durchzuschlafen oder wenigstens eine Nachtmahlzeit auszulassen.

DEM BABY HELFEN, in den Tag-Nacht-Rhythmus zu finden

Man kann ihm zum Beispiel helfen, in den Tag-Nacht-Rhythmus zu finden, wenn man es nachts *nicht* wickelt, also einen deutlichen Unterschied zum Tag setzt. Das geht freilich nur dann, wenn es keine besonders empfindliche Haut hat, sondern eine, die es verträgt, länger feucht zu bleiben. Man kann auch dafür sorgen, daß es die Aktivität des Tages im Gegensatz zur Ruhe der Nacht deutlicher zu spüren bekommt. Zum Beispiel, indem man es viel im Tragetuch bei sich hat, statt es allein in seinem Bettchen zu lassen. Mancher jungen Mutter bleibt aber nichts anderes übrig, als sich in der ersten Zeit dem Rhythmus des Babys anzupassen. Wenn sie nachts die Wachphasen ihres Babys teilt, dann ist es wichtig, daß sie tagsüber schläft, wenn das Baby schläft. Nur so kann sie die schwierige Anfangszeit halbwegs ausgeruht überstehen. Vielleicht hilft ihr die Vorstellung, daß unser fester Tag-Nacht-Rhythmus manchmal sogar von Wissenschaftlern in Frage gestellt wird. Es ist keine Katastrophe für den Organismus, wenn man nachts wenig schläft, solange am Tag Erholungspausen eingelegt werden. Die Nacht als Ruhe und Erholungszeit, als Quelle der Regeneration und Erfrischung ist ansonsten für Kinder genauso wichtig wie für Erwachsene. Man kann selbst viel zu einem gesunden Schlaf beitragen: ein gutes Bett (siehe *Bett*), das eine Atmosphäre von Geborgenheit vermittelt, ein frisch gelüftetes und nicht zu warmes Zimmer, ein Schlaftrunk – das alles ist wohltuend (siehe *Schlaf*).

Sehr heilsam für Körper, Seele und Geist ist es aber auch, den Tag mit einem immer wiederkehrenden Ritual abzuschließen. Zähneputzen allein genügt da nicht. Vor dem Schlafengehen müssen Mutter oder Vater Zeit haben für Ihre Kinder, und zwar für jedes einzeln. Man redet miteinander und läßt die Ereignisse des Tages noch einmal vorüberziehen. »Was war heute für ein Tag?« könnte dieses Spiel heißen, das auf jeden Fall immer gut ausgehen muß und das man mit einem kleinen Lied oder einem Vers abschließen kann. Was auch tagsüber geschehen sein mag, in diesem Gespräch sollte ein Kind immer auf Verständnis stoßen und Verzeihung finden, wenn es nötig ist. Es sollte sich angenommen fühlen können. Dann wird es beruhigt in den Schlaf finden und die Nacht nicht fürchten.

Nacktheit

Kinder genießen es von Anfang an, Luft, Sonne, Wasser, Sand oder Gras auf der nackten Haut zu spüren.

Sie mögen diesen direkten Kontakt zur Welt. Diesen Spaß sollte man ihnen ruhig gönnen – die Haut ist eines der wichtigsten Stoffwechsel- und Sinnesorgane. Wie alle Sinne, kann auch sie mit der Zeit abstumpfen, wenn sie keinen Anreiz von außen erfährt und immer nur fest verpackt und warm bedeckt ist. Auch innerhalb der Wohnung kann man diese »Hautpflege« betreiben. Eine gute Gelegenheit ist das Baden oder Duschen. Man braucht Kindern nur Zeit zum Spielen zu geben und das Waschen nicht als reinen Akt der Säuberung zu betrachten. Auch eine Massage (siehe *Massage*) nach dem Bad ist für Kinder eine angenehme Körperer-

HEILSAM IST ES, den Tag mit einem Ritual abzuschließen

FÜR MÜTTER, die nachts die Wachphasen ihres Babys teilen, ist es wichtig, daß sie dann auch tagsüber schlafen, wenn das Kind schläft. Nur so läßt sich die schwierige Anfangszeit halbwegs ausgeruht überstehen.

DIE HAUT ist eines unserer wichtigsten Stoffwechsel- und Sinnesorgane

fahrung. Nackt erfährt ein Kleinkind auch seine Ausscheidungen viel direkter. Deshalb ist der Sommer die ideale Jahreszeit, um es an den Topf zu gewöhnen.

Für Babys, die unter den Windeln zu Ausschlägen und Pilzerkrankungen neigen, ist Nacktheit, Luft und möglichst auch Sonnenbestrahlung die beste Heilmethode.

KALTE KOMPRESSEN in den Nacken legen und Kopf nach vorn beugen

Nasenbluten

Eine sofortige Hilfe bei Nasenbluten bringt die Blutwurz. Dieses Kraut hat seinen Namen von seiner blutstillenden Wirkung. Man kauft sich die getrocknete Wurzel in der Apotheke und zerkleinert sie im Mörser zu Pulver. Von diesem Pulver wird bei Nasenbluten eine Messerspitze voll geschnupft, die Blutung läßt schnell nach. (Nur für größere Kinder geeignet!) Bei Nasenbluten soll man im Sitzen den Kopf nach vorn beugen, damit das Blut heraustropft und nicht geschluckt wird.

Oder: Den Nasenflügel leicht an die Nasenscheidewand drücken und kalte Kompressen in den Nacken legen. Oder: Ein etwa briefmarkengroßes Stück saugfähiges Papier unter die Zunge legen und eine halbe Minute liegenlassen. Oft wirkt auch ein Gummiband, das zwei bis drei Minuten um den kleinen Finger gewickelt wird. Man weiß nicht genau, wie die Wirkung zustande kommt – man vermutet, daß dabei ein Akupunkturpunkt stimuliert wird.

BERUHIGEND FÜR DIE NERVEN sind Lavendel, Jasmin, Melisse, Orangenblüte, Rose und Ylang-Ylang

Nerven

Ein Baby, dem äußere Eindrücke zu viel geworden sind, reagiert mit anhaltender Unruhe und vielleicht auch mit nervösem Bauchweh, jedenfalls mit Weinerlichkeit. Hier ist es ganz wichtig, daß die Eltern sich nicht anstecken lassen. Die beste Soforthilfe für solche Babys (und ihre Eltern!) ist eine ruhige Atmosphäre. Babys reagieren sehr spontan auf leise klassische Musik im Hintergrund, wie zum Beispiel Flöten- oder Barockmusik. Daß schon Ungeborene besonders die Musik von Vivaldi, Albinoni und Mozart schätzen, ist wissenschaftlich erwiesen. Solche Töne glätten die aufgerauhte kleine Seele, besonders wenn das Baby dabei noch auf dem Arm gewiegt wird (siehe *Musik*).

Auch ein angenehmer Duft im Raum bleibt nicht ohne Wirkung. Beruhigend für die Nerven sind Lavendel, Jasmin, Melisse, Orangenblüte, Rose und Ylang-Ylang (siehe *Duft*). Von den Bach-Blüten eignen sich hier oft am besten

Star-of-Bethlehem, Rock-Rose oder Mimulus.

Wenn das Kind schon von seinem ganzen Wesen her zu Nervosität neigt, kann man durch nervenstärkende Kräuter Besserung erzielen. Man bereitet eine Kräutermischung aus zwei Teilen Johanniskraut, zwei Teilen Zitronenmelisse, zwei Teilen Lavendelblüten. Für Babys, die öfter unter Bauchweh leiden, kann man noch einen Teil Fenchel- oder Anissamen an diese Mischung geben; und für Kinder, die schlecht schlafen, einen Teil Schafgarbenblüten (wenn erhältlich, sonst Schafgarbenkraut). Von dieser Mischung zerreibt man 1 Eßlöffel zwischen den Händen, übergießt sie mit 1/2 Liter kochendem Wasser, läßt das Ganze bedeckt zehn Minuten stehen und seiht es dann ab. Kinder können davon trinken, soviel sie wollen, doch mindestens 1 Tasse täglich. Man kann diesen Tee nach Geschmack mit Honig süßen. Er ist vom Babyalter an geeignet und auch noch für Erwachsene wirkungsvoll. Größere Kinder trinken ihn gern, wenn er zur Hälfte mit Hagebutten-, Malven- oder Früchtetee gemischt ist, er hat dann eine attraktivere Farbe und mehr Geschmack.

Übersensiblen Kindern und sogenannten Zappelphilipps hilft man, wenn man sie regelmäßig mit Johannisöl einreibt. Entweder man massiert ein- bis zweimal wöchentlich den ganzen Körper oder morgens und abends nur Brust und Rücken. Bei Schulkindern sollte man dieses Einreiben in Krisenzeiten nicht vergessen – wenn sie verschlossener sind als sonst, schlecht schlafen und wenig Appetit haben.

Eine große Rolle für die Nerven spielt auch die Ernährung. Sobald das Kind normal ißt, kann man ihm viel Nüsse, Rosinen, Datteln und Mandeln zum Naschen geben. Ansonsten sollte man beson-

DEM ZAPPELPHILIPP hilft regelmäßiges Einreiben mit Johannisöl

WENN EIN KIND ZU NERVOSITÄT NEIGT, kann man durch nervenstärkende Kräuter Besserung erzielen. Man bereitet eine Kräutermischung aus zwei Teilen Johanniskraut, zwei Teilen Zitronenmelisse, zwei Teilen Lavendelblüten. Von dieser Mischung zerreibt man 1 Eßlöffel zwischen den Händen, übergießt sie mit 1/2 Liter kochendem Wasser, läßt das Ganze bedeckt zehn Minuten stehen und seiht dann ab.

**STUDENTENFUTTER
– verschiedene Nüsse und Trockenfrüchte
– ist ein idealer Snack für Kinder, die viel lesen und lernen**

ders darauf achten, daß das Essen reich an Vitaminen der B-Gruppe ist (den sogenannten Nervenvitaminen). Enthalten sind sie in Vollkornprodukten und allen Getreidesorten, in Melasse, Hefeflocken und Ölsaaten (Sesam, Sonnenblumenkerne) und natürlich in Fleisch.

Nüsse

Nüsse gehören mit zum Kostbarsten, was die Natur bietet. Durch ihren hohen Anteil an besonders gesunden Fetten gelten sie als Aufbaunahrung fürs Gehirn und sind besonders wichtig für Kinder.
Studentenfutter – eine Mischung aus verschiedenen Nüssen und Rosinen – ist also, wie der Name schon sagt, ganz ideal für Schüler. Die Erdnuß wird zwar immer zu den Nüssen gezählt, ist aber eine Hülsenfrucht und weniger wertvoll. Geröstete Erdnüsse belasten den Organismus eher. Bittere Mandeln sind wegen ihres hohen Blausäuregehalts roh giftig. Kleine Spuren von Blausäure finden sich auch in den Schalen von süßen Mandeln. Man sollte sie deshalb für Kinder schälen, wenn sie sie in großen Mengen essen.
Süße Mandeln sind besonders gut für den Magen, die Knochen und die Zähne. Nüsse lassen sich leicht in den täglichen Speiseplan des Kindes aufnehmen: grobgehackt im Müsli; gerieben zu Getreidegerichten oder Salaten und Gemüsen; als Mus sogar in Milchmixgetränken. Einen wohlschmeckenden Nußaufstrich können Sie leicht selber herstellen: Fein geriebene Nüsse mit ein wenig geschmolzener Butter oder Margarine und vielleicht auch Honig zu einem streichfähigen Mus verrühren – fertig.

MANDELN sind gut für Knochen und Zähne

KZOE

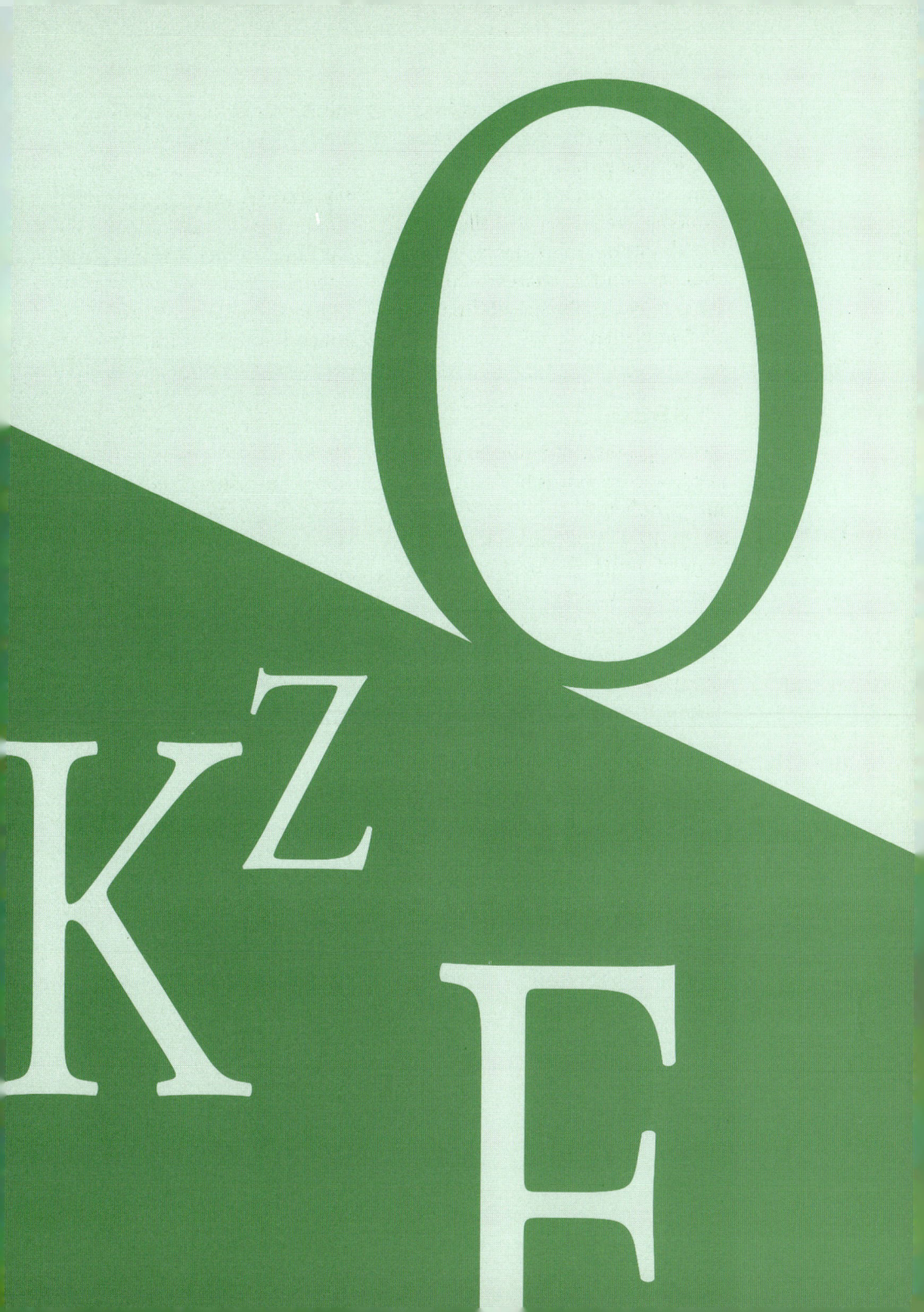

Obst

Obst ist die ideale Zwischenmahlzeit für Kinder. Das fängt im Babyalter an: mit geriebenen Äpfeln, zerdrückten Bananen. Gestillte Babys brauchen diese Zusatzkost etwa vom sechsten Monat an, Flaschenkinder noch früher. Man beginnt mit 1 Teelöffel am Tag und steigert diese Menge langsam über Wochen, bis man 1/2 oder 1 ganze Tasse geben kann, je nachdem, wie gut es dem Baby bekommt. Nach Apfel und Banane kommen Beeren dazu. Steinobst wie Kirschen, Aprikosen, Pflaumen, Pfirsiche stellen mehr Anforderungen an die Verdauung und sollten deshalb erst Kindern gegeben werden, die schon normal essen. Das gleiche gilt für Orangen und Mandarinen.

Kindergarten- und Schulkinder sollten für die Pause auch Obst mitbekommen. Das kann ruhig täglich ein Apfel sein. »Jeden Tag einen Apfel essen, dann kann man den Doktor bald vergessen«, sagt ein altes Sprichwort über dessen ungemein heilsame Wirkung (siehe *Apfel*). Aber auch Beeren und Kirschen im Sommer, Weintrauben, Pflaumen und Birnen im Herbst, Apfelsinen und Mandarinen im Winter sollten dem Kind so reichlich wie möglich zur Verfügung stehen. Der Gehalt an natürlichen Vitaminen und Mineralstoffen ist eine unschätzbare Hilfe für den wachsenden Organismus. Eine Zwischenmahlzeit am Nachmittag, bestehend aus Obst der Saison, Nüssen, Joghurt und Honig stillt das kindliche Bedürfnis nach Süßem und unterbindet übermäßiges Naschen. Kinder mögen es, wenn man es nett anrichtet und lustig garniert. Beim Einkaufen sollte man möglichst zu ungespritztem Obst greifen. Geht dies nicht, muß man jede einzelne Frucht sorgfältig waschen und abreiben, unter Umständen aber auch vor dem Genuß schälen. Weintrauben kurz heiß abwaschen und danach noch im kalten Wasser schwenken, da sie besonders stark gespritzt werden.

Obstessig

Obstessig wird durch Vergärung aus reinem Apfelsaft hergestellt. Alle Mineralsalze des Apfels – Kalzium, Fluor, Eisen, Kieselsäure, Kalium, Natrium, Phosphor – und viele weitere Spurenelemente und Enzyme sind im Obstessig enthalten. Das ist bei anderen Essigsorten nicht so, weshalb man auch in der Küche Obstessig bevorzugen sollte.

Wegen seines hohen Gehalts an

EIN STÜCK OBST sollte immer zum Pausensnack gehören

MÖGLICHST zu ungespritztem Obst greifen

Mineralstoffen ist Obstessig – über längere Zeit mit Wasser stark verdünnt getrunken – sehr gesundheitsfördernd. Auf 1 Glas Wasser nimmt man 2 Teelöffel Obstessig und 2 Teelöffel Honig (vorher in etwas warmem Wasser lösen) und trinkt 2 bis 3 Gläser täglich, vorzugsweise zu den Mahlzeiten. Da dürfen schon Dreijährige mittrinken. Obstessig reinigt den Darm und regelt durch seinen Pektingehalt die Verdauung. Mineralsalze sorgen auch für kräftige Zähne und Fingernägel. Zahnsteinbildung wird verhindert, wenn das Kind nach dem Zähneputzen morgens und abends den Mund mit Obstessigwasser (1 Teelöffel Essig auf 1 Glas Wasser) spült.

NATURREINE OBSTSÄFTE ENTHALTEN ALLE VITAMINE, ENZYME UND SPURENELEMENTE des frischen Obstes und eignen sich hervorragend zur Nahrungsergänzung in Zeiten, in denen die Verdauung entlastet werden muß, wie während einer Krankheit, der Erholung danach oder auch in Phasen mit besonders hohen Anforderungen.

Obstsäfte

Auch naturreine Obstsäfte enthalten alle Vitamine, Enzyme und Spurenelemente des frischen Obstes und eignen sich hervorragend zur Nahrungsergänzung in Zeiten, in denen die Verdauung entlastet werden muß, wie während einer Krankheit, der Rekonvaleszenz oder auch in Phasen mit besonders hohen Anforderungen.

Ganz ideal ist es, wenn man sie zu Hause selbst frisch pressen kann. Im Bioladen oder Reformhaus gibt es die sogenannten Muttersäfte: unverdünnte und ungesüßte, reine Säfte aus diversen Früchten, die man wunderbar zum Anreichern von Quark- oder Joghurtspeisen verwenden kann. Als Durststiller für alle Tage sind pure Obstsäfte fast zu gehaltvoll. Besser ist es, sie mit Mineralwasser und/oder Früchtetee zu verdünnen: ein Getränk, das von der besten Limonade eigentlich nicht zu überbieten ist.

Ohrenweh

Ohrenschmerzen kommen fast immer in der Nacht. Deshalb ist von den bewährten Hausmitteln der Zwiebelwickel als erster zu erwähnen – man kann ihn ohne großen Aufwand anwenden. Mit Oh-

VERDÜNNTER OBSTESSIG als Heilgetränk – gut für die Verdauung

OBSTSÄFTE am besten selbst frisch pressen

EIN ZWIE-BELWICKEL bringt rasche Linderung

renschmerzen ist nie zu spaßen. Hausmittel helfen zwar, die Schmerzen zu lindern, sie können aber nicht die vom Arzt verschriebenen Medikamente ersetzen.

Für den Zwiebelwickel wird eine halbe Zwiebel fein gehackt und in die Mitte eines Taschentuchs gelegt. Das Tuch zusammenfalten und mit Leukoplast festkleben. Diese Kompresse wird auf oder hinter das Ohr gelegt. Damit sie nicht verrutscht, bindet man dem Kind ein Kopftuch um, das unter dem Kinn gekreuzt und im Nacken geknotet wird. Mit dem Zwiebelwickel auf eine Wärmflasche legen. Der Umschlag kann einige Stunden liegenbleiben. Auch Wärme hilft, die Schmerzen im Ohr zu lindern. Umschläge mit warmem Heilerdebrei oder Kamillenblüten leiten lange wohltuende Wärme weiter.

POKER
KZS

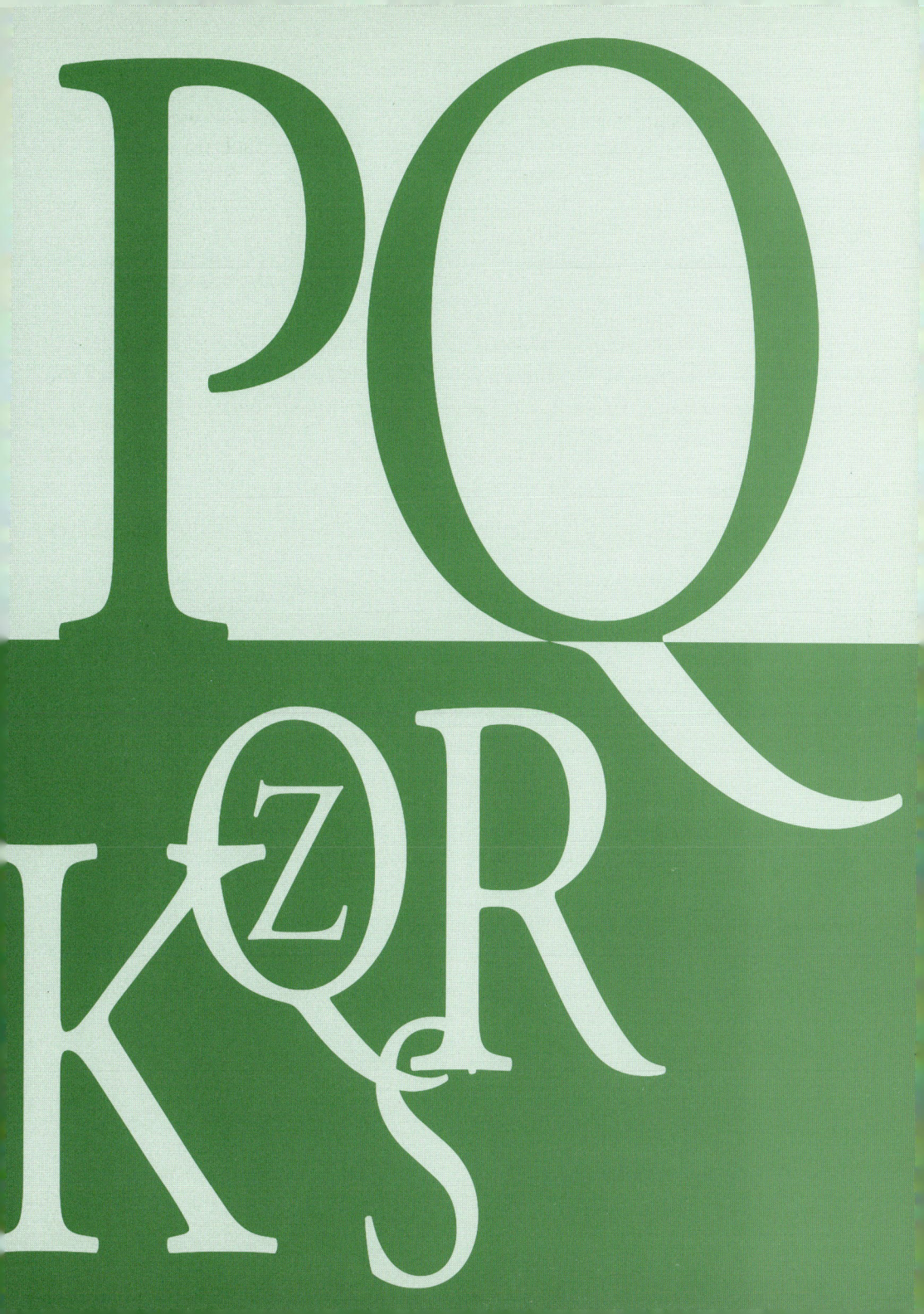

Pfefferminze

Die Pfefferminze liefert neben der Kamille den bekanntesten Kräutertee. Trotzdem ist sie als ständiger Haustee eigentlich nicht empfehlenswert, weil ihr hoher Mentholgehalt auf die Dauer eher belastet. Auch für Babys und Krabbelkinder ist die Pfefferminze aus demselben Grund nicht zu empfehlen.

Größeren Kindern dagegen kann bei Übelkeit oder Brechreiz eine Tasse Pfefferminztee – ungesüßt, mäßig warm und schluckweise getrunken – schnelle Erleichterung bringen.

Zur Hälfte mit Kamille gemischt, ergibt sie einen wirkungsvollen Tee bei allen Magen-Darm-Wehwehchen. Die Pfefferminze gibt es übrigens nur aus dem Anbau, alle bei uns wildwachsenden Minzesorten sind für die Verwendung als Arznei nicht geeignet.

HILFT BEI Übelkeit und Brechreiz

Platzwunde

Ob eine Platzwunde genäht werden muß oder nicht, kann der Arzt am besten entscheiden. Deshalb sollte man das Kind in diesem Fall immer in die nächste Krankenhausambulanz bringen. Das einzige, was man davor machen kann, ist, die Wunde mit verdünnter Calendulatinktur zu säubern. Ein Teil Tinktur wird mit fünf Teilen Wasser verdünnt und, wenn es geht, über die Wunde gegossen.

Ansonsten tränkt man ein Mulläppchen darin und tupft damit die Wunde ab. Innerlich kann man das Kind mit dem homöopathischen Mittel *Calendula D12* stärken. Man gibt ihm davon einmal täglich 5 Tropfen, bis die Wunde verheilt ist. Das Abheilen der Wunde wird mit Calendulasalbe unterstützt.

MIT VERDÜNNTER Calendulatinktur säubern

Prellung

Zwei bewährte Hausmittel sollten Mütter stürmischer Kinder vorrätig haben: Arnikatinktur und Beinwellsalbe. »Draufgänger« haben immer Beulen, blaue Flecken und Schrammen. Wenn Ihr Kind gefallen ist oder sich gestoßen hat, hilft eine Kompresse mit verdünnter Arnikatinktur. Die Tinktur (Apotheke) wird im Verhältnis 1 zu 10 mit lauwarmem Wasser verdünnt (ein Teil Tinktur, zehn Teile Wasser). Darin tränkt man ein entsprechend großes Leinenläppchen und legt es auf die verletzte Stelle. Eventuell kann man die Kompresse mit einer Mullbinde befestigen. Bei Prellungen am Kopf empfiehlt es sich, das Kind eine Weile ruhigzustellen. Dann kann es sich entweder auf die Kompresse legen oder sie festhalten. Statt der feuchten Kompresse kann man auch wiederholt Arnikasalbe (Apotheke) auftragen.

Falls Ihr Kind zu denen gehört, die Arnika nicht vertragen, können Sie sich mit einem Beinwellumschlag genausogut behelfen. Auch damit gehen Schwellungen und Schmerzen schnell zurück. Sie brauchen dafür die getrocknete Wurzel der Beinwell (*Symphytum officinale*) – Sie bekommen sie in der Apotheke oder im Kräuterhaus –, die Sie in der (sauberen!) Kaffeemühle oder im Mörser pulverisieren müssen. Das Pulver wird mit heißem Wasser zu einem Brei angerührt, den man in ein Leinentuch einschlägt und warm auf die verletzte Stelle legt. Den Umschlag öfter wiederholen.

Pseudokrupp

Diese Krankheit hat in den letzten Jahren alarmierend zugenommen. Erst kürzlich hat man als Ursache dafür die allgemeine Luftverschmutzung angeführt, im besonderen den sogenannten sauren Regen, der auch die Gesundheit der Wälder angreift. Pseudokrupp kommt in industriellen Gegenden weitaus öfter vor als anderswo, meist bei Ein- bis Fünfjährigen. Durch ein plötzliches Anschwellen des Gewebes um Kehlkopf und Luftröhre werden die betroffenen Kinder unerwartet, wie aus heiterem Himmel, von nächtlichen Hustenkrämpfen geweckt. Selten zeigen sie vorher irgendwelche Anzeichen von Krankheit, außer vielleicht den typischen Herbst- und Winterschnupfen. Der Krupphusten hört sich erschreckend an, wie ein trockenes Bellen, und bringt das Kind in große Atemnot.

Wenn Sie sich nicht mit Ihrem Kinderarzt in Verbindung setzen können, muß das Kind sofort ins Krankenhaus. Bringen Sie es aber nicht selbst dahin, sondern rufen

MIT EINEM BEINWELL-UMSCHLAG gehen Schwellungen und Schmerzen schnell zurück

WENN IHR KIND GEFALLEN IST oder sich gestoßen hat, hilft eine Kompresse mit verdünnter Arnikatinktur. Die Tinktur (Apotheke) wird im Verhältnis 1 zu 10 mit lauwarmem Wasser verdünnt (ein Teil Tinktur, zehn Teile Wasser). Darin tränkt man ein entsprechend großes Leinenläppchen und legt es auf die verwundete Stelle.

VOR ALLEM: ruhig bleiben und für feuchte, saubere Luft sorgen

Sie einen Krankenwagen. Bis zum Erscheinen empfehlen sich folgende Sofortmaßnahmen:
- Nehmen Sie Ihr Kind auf den Arm, und bleiben Sie so ruhig wie möglich, vermeiden Sie Panikstimmung, das würde die Krämpfe verstärken. Erstickungsgefahr besteht tatsächlich sehr selten (Anzeichen: graufahles Gesicht bei Teilnahmslosigkeit und schwachem Puls).
- Bringen Sie das Kind ins Badezimmer, drehen Sie die heiße Brause auf, so entsteht Dampf. Die feuchte Luft lindert. Noch besser ist es, wenn Sie einige Kamilleteebeutel unter die Brause hängen.
- Machen Sie möglichst das Fenster einen Spalt weit auf, damit die feuchte Luft kühl bleibt und die Raumtemperatur sich durch den heißen Dampf nicht zu sehr erwärmt.

Da sich die Anfälle wiederholen können, wird Ihnen der Arzt ein Cortisonzäpfchen für den Notfall mitgeben, das Sie im Kühlschrank aufbewahren können (Rectodelt).

HOMÖOPATHISCHE Mittel zur Behandlung und Vorbeugung

Es gibt auch homöopathische Mittel für die Behandlung und Vorbeugung von Krupphusten, die die Gabe von Cortison oft verhindern können, zum Beispiel *Aconit* (Anfall kommt, nachdem das Kind kaltem Wind ausgesetzt war oder nach Schreckerlebnis; ist begleitet von großer Angst und Unruhe; im Anfangsstadium), *Spongia* (Verschlechterung im warmen Zimmer; Besserung durch warme Getränke und Speisen; große Trockenheit im Kehlkopf, evtl. mit Kitzelgefühl), *Rumex* (Verschlechterung durch Abdecken oder Entkleiden, durch kalte Luft, beim Einatmen, durch Berührung am Hals), *Hepar sulf.* (Reizbar, überempfindlich gegen Eindrücke, Zugluft und Schmerzen; Verschlechterung durch Abdecken von Händen oder Füßen; oft Empfindung von störender »Gräte« oder Stechen im Hals), *Sambucus* (Anfall führt zum Schweißausbruch, begleitet mit beängstigender Atemnot; Gesicht läuft blau an während des Hustens, danach rasselnde Atmung, Verschlechterung im Liegen). Man gibt die Mittel in der Potenz C6 oder C12, 5 Tropfen oder Kügelchen im Notfall alle zehn oder fünf Minuten; mit zunehmender Besserung werden die Abstände – bis hin zu einer Stunde – länger (siehe *Homöopathie*).

Quark

Nicht nur in der gesunden Kost für Kinder spielt dieses Milchprodukt eine wichtige Rolle – Quark hat auch äußerlich angewendet gute Heilwirkung.

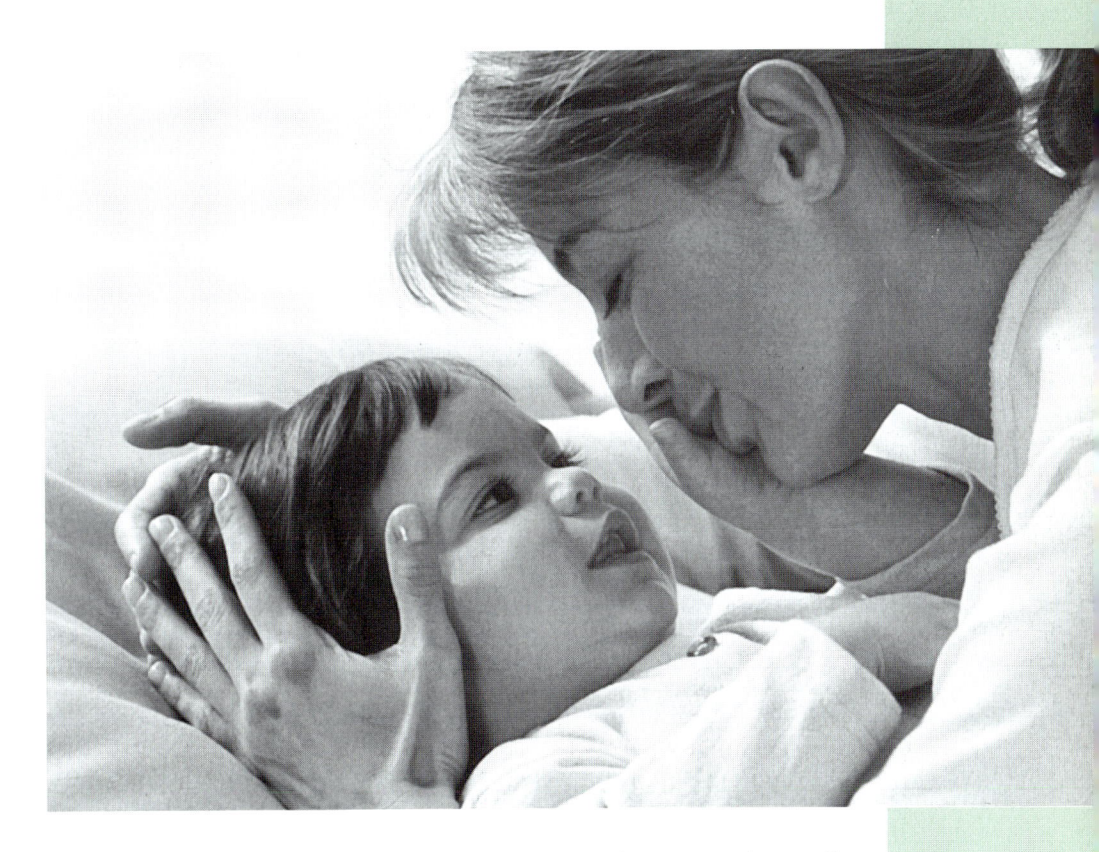

Bei Bronchitis, Krampf- und Reizhusten kann man dem Kind durch einen Quarkumschlag schnelle wohltuende Erleichterung verschaffen. Man braucht dazu ca. 250 Gramm Magerquark, der vor dem Auflegen auf Raumtemperatur gebracht wird (z. B. fünf bis zehn Minuten im Wasserbad erwärmen), ein Frotteehandtuch und eine Mullwindel. Das Handtuch wird längs gefaltet, darauf legt man die Mullwindel, so daß ihre eine Hälfte nun mit dem temperierten Quark bestrichen und die andere Hälfte dann darübergefaltet werden kann. Der Quark wird ca. fingerdick und handbreit daraufgestrichen, und zwar in einer solchen Länge, daß der Wickel um den ganzen Brustkorb des Kindes herumreicht (eventuell mit Sicherheitsnadeln verschließen). Die Säure des Quarks wirkt krampflindernd und mindert dadurch

QUARK-WICKEL bei Bronchitis, Krampf- und Reizhusten

die Hustenanfälle. Der Wickel kann ruhig eine Stunde oder auch länger liegenbleiben, er kann auch vor dem Schlafengehen aufgelegt werden und die ganze Nacht anbleiben. Achten Sie nur darauf, daß das äußere Handtuch die Quarkwindel gut abdeckt und nicht verrutscht. Wie alle Umschläge muß er rasch angelegt und abgenommen werden, damit das Kind nicht auskühlt.

Quarkkompressen helfen übrigens auch gut, wenn eine stillende Mutter eine Brustentzündung befürchtet. Hier muß man jedoch kalten Quark verwenden und die Kompresse nach zwanzig Minuten wieder abnehmen. Sie kann alle Stunden wiederholt werden.

LIBRARY

Rettich

Rettich schmeckt schon Kindern ab vier Jahren. Vorher wird er oft als zu scharf empfunden. Wenn man ihn feingeschnitten oder geraspelt mit Salz bestreut und wartet, bis Saft ausgetreten ist, wird er milder. Fein gerieben, mit etwas Öl und Zitrone angemacht, wirkt er appetitanregend bei nervösen, eßunlustigen Schulkindern.

Ein bewährtes Mittel unserer Großmütter, das bei Husten, Bronchitis und Heiserkeit hilft, ist »Rettichhonig«. Das geht so: Man höhlt einen großen Rettich aus – vorzugsweise den runden »Bierrettich« mit der schwarzen Haut – bohrt ihn unten an und füllt Honig hinein. Nach ca. drei Stunden hat sich im Glas, auf das der Honigrettich gesetzt wurde, Sirup gesammelt. Kinder ab dem zweiten Lebensjahr bekommen davon täglich 1 bis 2 Teelöffel, bis die Beschwerden abgeklungen sind.

RETTICHHONIG: bei Husten, Bronchitis und Heiserkeit

RETTICHHONIG
Man höhlt einen großen Rettich aus, bohrt ihn unten an und füllt Honig hinein. Nach ca. drei Stunden hat sich im Glas, auf das der Honigrettich gesetzt wurde, Sirup gesammelt. Kindern ab dem zweiten Lebensjahr gibt man täglich 1 bis 2 Teelöffel von diesem Rettichhonig, zur Linderung von Husten und Heiserkeit.

Rizinus

Rizinus ist ein Strauch, der außerordentlich schnell wächst. In wenigen Monaten entwickelt er sich aus dem Samen zu drei, vier Meter Höhe. Das Öl der Rizinussamen ist bei uns vor allem wegen seiner stark abführenden Wirkung bekannt. Für Kinder wird es nur äußerlich angewendet, als wohltuender Umschlag bei Kopf- oder Bauchschmerzen.

Für den Bauch wird das Öl erwärmt. Man tränkt ein kleines Handtuch darin und legt es auf die schmerzende Stelle. Darüber kommt ein Stück Plastikfolie (damit nicht alles ölig wird) und noch ein großes Abdecktuch. Man kann das Öltuch mit einer Wärmflasche unter dem Abdecktuch warm halten. Der Umschlag bleibt bis zu einer Stunde liegen. Er kann am nächsten Tag wiederholt werden, aber nicht öfter als an drei Tagen hintereinander.

Bei Kopfschmerzen macht man Umschläge mit kaltem Rizinusöl: ein Taschentuch mit dem Öl trän-

BEI KOPFSCHMERZEN helfen Umschläge mit kaltem Rizinusöl

ken und auf die Stirn legen. Umschläge mit Rizinusöl eignen sich für Kinder ab dem dritten Lebensjahr.

Rohkost

Rohes Gemüse und Obst haben mehr und ganz andere Vitalstoffe als gekochte und zubereitete Speisen. Außerdem gehen mit dem Kochen und Zubereiten nicht nur Vitamine verloren, sondern dem Darm wird auch noch die Verdauungsarbeit vorweggenommen. Ein Teil der Ernährung sollte immer aus Rohkost bestehen, auch schon bei Kindern, weil sie die innere Aktivität fördert.

Das Kauen von rohem Gemüse ist außerdem auch gut für die Zähne. Schon bei Babys ab der sechsten Lebenswoche kann man mit Möhrensaft anfangen oder auf der Glasreibe geriebene Karotten mit Apfel geben. Für Kleinkinder kann man Gemüse fein raffeln und Obst zerdrücken. Oder man gibt ihnen rohe Säfte, die möglichst wenig gezuckert sein sollen. Größeren Kindern kann man auch zwischendurch mal ein kleines Stück Gemüse zum Knabbern geben – zum Beispiel Kohlrabi oder einen geschälten Salatstrunk. Wenn das Kind aber gar nicht gern Rohkost mag, »mogelt« man unter die gekochten Karotten ein paar Löffel feingeriebene rohe Karotten. Das geht auch mit anderen, milden Gemüsesorten.

Rosenelixier

Die rote Rose ist bei uns seit alten Zeiten ein Symbol der Liebe, ihr intensiver Duft spricht auch schon Kinder an. In der Apotheke bekommt man Rosenwasser, das man zur Reinigung für die empfindliche Gesichtshaut des Babys nehmen kann. Im Bioladen oder Reformhaus gibt es eigens für Kleinkinder ein Elixier, das aus roten Rosenblättern gewonnen wird.

Es wird zur Kräftigung und Stärkung empfohlen und eignet sich daher auch für Schulkinder in Zeiten von Streß und erhöhter Anfälligkeit. Das wohlschmeckende Rosenelixier ist zuckerarm und kann löffelweise oder mit Brei vermischt gegeben werden. Kinder mögen es.

Rosmarin

Der immergrüne Strauch mit den kleinen blauen Blüten ist von allerlei Sagen und Bräuchen umrankt: In alten Zeiten gab man den Neugeborenen ein Zweiglein Rosmarin in die Wiege, damit Ih-

ROHES GEMÜSE kauen kräftigt auch Zähne und Zahnfleisch

ZUR KRÄFTIGUNG und Stärkung

ROSMARIN-BAD: bei körperlicher und geistiger Abgespanntheit

EIN ANREGENDES und herzstärkendes Heilkraut

nen Schönheit und Liebe zuteil werde. In manchen Gegenden wurde der Rosmarinstock als Orakel benutzt: Blühte er kurz vor der Geburt, so konnte man einen Jungen erwarten. Aber auch mit Liebeswerbung und Hochzeitssitten war er verbunden. Durch die Königin Isabella von Ungarn gelangte ein Destillat aus frischen Rosmarinblüten, das *Aqua Reginae Hungariae*, wegen seiner verjüngenden Wirkung zu großer Berühmtheit. Kindern hilft der Rosmarin als »Muntermacher« im Schulalter.

Bei körperlicher und geistiger Abgespanntheit wirkt ein Bad mit einem starken Absud aus Rosmarin erfrischend und anregend. So wird er zubereitet: 2 Tassen getrockneten Rosmarin in 1 Liter Wasser kurz aufkochen, zugedeckt noch zehn Minuten ziehen lassen, abseihen und dem Badewasser zusetzen.

Auch Rosmarinseife wirkt stimulierend auf Geist und Körper und eignet sich daher für die Morgenwäsche. Ein wenig Rosmarinöl in einer Schale Wasser schafft einen wunderbaren Duft im Zimmer (siehe *Duft*), der das Kind während der Hausaufgaben unterstützt. Er wirkt klärend auf den Geist, konzentrationsfördernd, regt die Nerven an und hilft gegen Trägheit und Müdigkeit.

In alten Zeiten kochte man Rosmarin in Ziegenmilch und gab schwächlichen Kindern davon zu trinken.

Rosmarintee wurde schon von Pfarrer Kneipp über alle Maßen gelobt, und zwar als allgemein anregendes und dadurch auch herzstärkendes Mittel. Für Kinder bereitet man ihn schwach zu: 1 Teelöffel getrocknete Blätter und Blüten auf 2 Tassen kochendes Wasser, zehn Minuten bedeckt ziehen lassen, abseihen. Als »erwärmendes Mittel« fördert Rosmarin die Durchblutung.

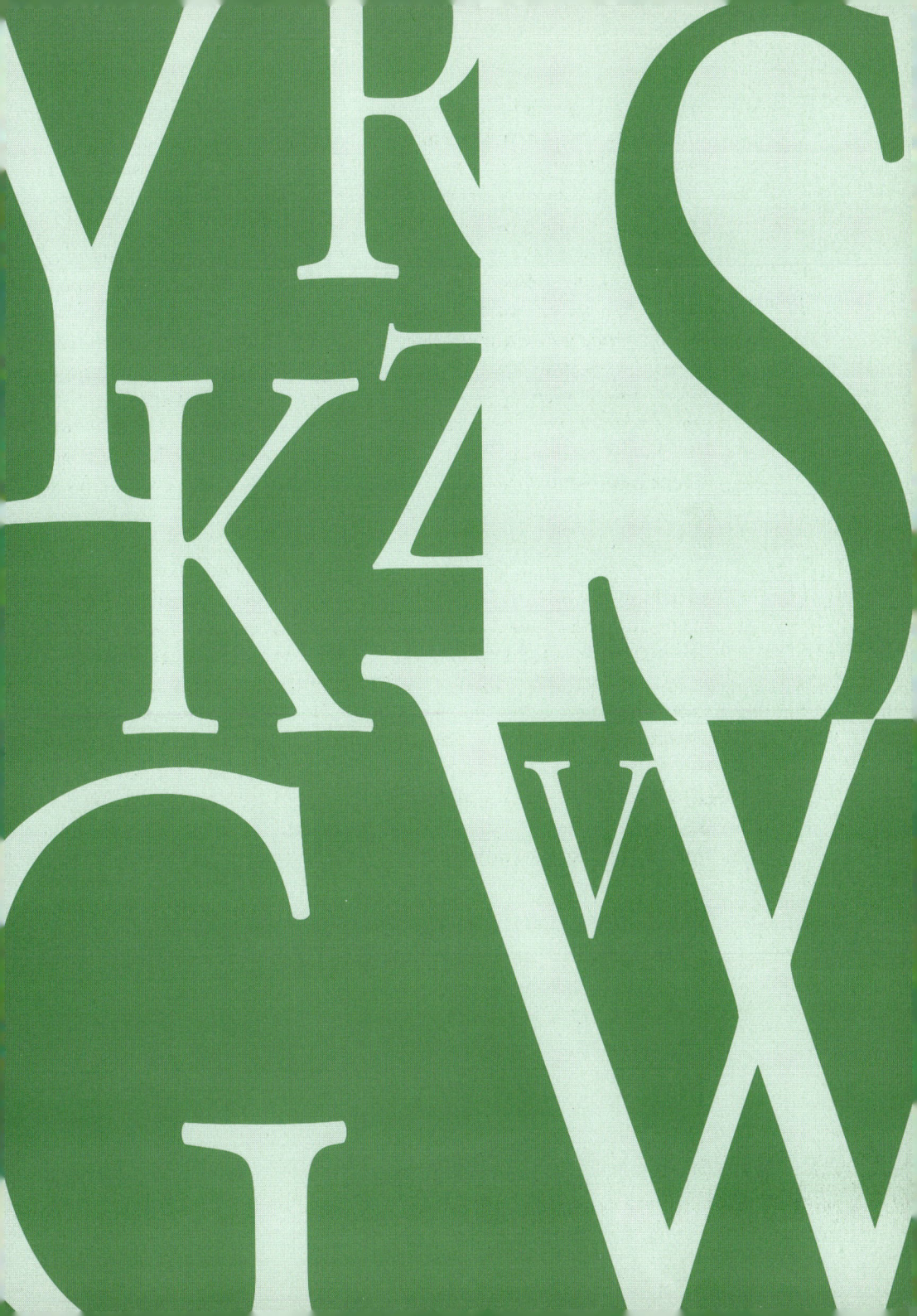

Saft

Der reine Preßsaft aus Obst, Gemüse oder Kräutern enthält Vitamine, Mineralsalze, Proteine und Spurenelemente in konzentrierter Form, aber keine Ballaststoffe. Ein naturreiner Saft ist somit ideal für Kinder, die gerade wenig essen beziehungsweise verdauen wollen, und natürlich für kranke oder soeben genesene Kinder (siehe *Blut*, *Darm*, *Erdbeeren*, *Fieber*, *Müdigkeit*). Darüber hinaus ist ein Preßsaft aber auch der beste Grundstoff für durstlöschende Getränke. Saft aus Früchten wird mit Wasser verdünnt und mit Honig gesüßt, Gemüsesaft läßt sich sehr gut mit Buttermilch oder Kefir mischen. Zu Möhrensaft sollte immer auch ein wenig Öl gegeben werden, damit das Karotin (Provitamin A) besser aufgenommen wird. Preßsaft aus Kräutern ist in erster Linie ein Heilmittel, er wird nur teelöffelweise gegeben.

APPETITANREGEND und blutbildend, gut für Augen, Haut und Nerven

VITAMIN-C-COCKTAIL
2 Eßlöffel Möhrensaft,
1 Eßlöffel Rote-Bete-Saft (organisch), 1 Teelöffel Sanddornmark (gesüßt),
1 Teelöffel Zitronensaft,
1 Glas Kefir – mixen und noch frisch trinken.

Von den Gemüsesorten eignen sich für Kinder am besten Möhren (stärken allgemein, gut für Augen und Haut, appetitanregend), rote Bete (blutbildend, stärkt die Abwehrkraft), Spinat (stärkt die Nerven) und Sauerkraut (stärkt die Darmflora), von den Obstsorten Äpfel, Birnen und entkerntes Steinobst. Kräutersäfte sind berühmt als Frühjahrskur für die ganze Familie. Kräuter pflückt man am besten morgens taufrisch (aber nicht neben Autostraßen oder von gedüngten Wiesen) und verarbeitet sie sofort. Dafür eignen sich Brennesseln, Löwenzahn, Spitzwegerich, Gänseblümchen (Blüten und Blätter) und Schafgarbenblätter. Thymian-, Huflattich- und Spitzwegerichsaft sind außerdem gut bei Husten und Atembeschwerden.

Salbei

Salbei gehört zu den wichtigsten Arzneipflanzen, vor allem der Gartensalbei, der in jedem Garten an sonnigen, geschützten Plätzen gut gedeiht. Wie sehr die Heilkraft dieser Pflanze schon immer geschätzt wurde, zeigt der Name: Er kommt aus dem Lateinischen und heißt soviel wie *salvia* – Heilung. Auch in der Kinderpflege spielt er seit langer Zeit eine wichtige Rolle. Einer alten Legende zufolge hat Maria das Jesuskind unter einem Salbeibusch vor den Soldaten des Herodes versteckt und ihm zum Dank dafür seine Heilkräfte geschenkt. Salbei wirkt innerlich und äußerlich als Tee. So wird er zubereitet: 1 Tasse Tee, 1 gestrichenen Teelöffel Kräuter (gibt es in der Apotheke und im Bioladen oder Reformhaus) mit kochendem Wasser überbrühen, kurz ziehen lassen.

Salbeitee hilft Kindern bei Bauchweh, Blähungen, Durchfall und Appetitlosigkeit. Er sollte jedoch nicht als normaler Haustee getrunken werden, sondern nur bei Bedarf ca. ein bis zwei Wochen lang. Da Kindern der etwas bittere Geschmack oft nicht zusagt, kann man Salbeitee mit etwas Pfefferminze mischen. Leicht mit Honig gesüßt, wird er dann lieber getrunken. Besonders wirksam ist Salbeitee bei Halsschmerzen: Er ist stark schmerzstillend und entzündungshemmend. Bei schlimmen Halsschmerzen (unterstützend zur ärztlichen Behandlung) ist es besser, mit Salbeitee zu gurgeln als mit Kamillentee. Im Reformhaus oder in Apotheken gibt es Salbeipastillen zum Lutschen.

Wilder Salbei wächst an Böschungen und an felsigen, kargen Stellen. Man erkennt ihn an seinem aromatischen Duft und seinen dunkelblauvioletten Blüten. Man kann Blätter und Blüten des wilden Salbeis verwenden. Die Blätter werden vor der Zeit der Blüte, also im Mai bis Juni, gesammelt. Am besten pflückt man sie in der Mittagszeit, dann enthält die Pflanze besonders viele hochwertige Öle. Die Blätter werden an einem schattigen Platz getrocknet; sie eignen sich besonders für Tee zum Gurgeln. Aus den Blüten – sie werden im Sommer gesammelt – kann man Salbeiessig herstellen: eine Handvoll Blüten in Naturessig ziehen lassen. So bekommt man ein wohltuendes, belebendes Einreibmittel.

Sanddorn

Sanddorn wächst, wie der Name sagt, gern auf sandigem Boden im Küstenbereich. Seine starken Dornen können das Ernten der weichen, orangegelben Beeren sehr beschwerlich machen.

Sanddornhecken im Garten anzubauen würde sich lohnen, denn seine Beeren enthalten fast zwanzigmal soviel Vitamin C wie Zitronen. Das ist aber nicht alles, es finden sich auch andere Vitamine und Vitalstoffe im Sanddorn, so daß er für Kinder besonders empfehlenswert ist. Die Beeren wer-

BEI BAUCHWEH, Blähungen, Durchfall und Appetitlosigkeit, besonders gut bei Halsweh

SEINE BEEREN enthalten fast zwanzigmal so viel Vitamin C wie Zitronen

den zu Saft, Mark oder Marmelade verarbeitet. Sie sind besonders im Winter, wenn die Ernährung normalerweise vitaminärmer wird, als Ausgleich willkommen.

Sauna

Durch die Wärme in der Sauna wird die gesamte Körperoberfläche stark durchblutet. Dies wiederum regt den Stoffwechsel an, und das Herz kommt in Schwung. Die Anfälligkeit für Krankheiten wird dadurch allgemein gesenkt. Kinder dürfen – wenn sie Lust dazu haben – schon mit vier oder fünf Jahren in die Sauna. Die Dauer der einzelnen Saunagänge bestimmen sie aber ganz allein. Also nicht zum Bleiben überreden, wenn sie wieder hinauswollen.

Auch wenn ein Kind es nur wenige Minuten ausgehalten hat, muß darauf geachtet werden, daß es sich richtig abkühlt. Dazu wird es mit der Dusche oder dem Schlauch von den Füßen her nach oben abgespritzt, und zwar so kalt oder lau, wie es mag. Unter diesen Voraussetzungen ist Sauna für Kinder schon genauso gesund und empfehlenswert wie für Erwachsene. Nur wenn mit dem Herzen etwas nicht stimmt, muß der Kinderarzt entscheiden, ob die Belastung ratsam ist.

WICHTIG NACH DER SAUNA: sich kurz, aber richtig abkühlen

Schlaf

Die Zeit, in der ein Kind schläft, ist eine wichtige Erholungsphase für es selbst und auch für die Mutter. Man kann einiges dazu tun, den Schlaf noch erholsamer zu machen. Wichtig ist natürlich eine ruhige Umgebung. Das Kinderzimmer sollte vor der Schlafenszeit gut gelüftet werden. Dabei darf es ruhig etwas abkühlen (auf ca. 16 bis 18 Grad), denn eine niedrige Raumtemperatur macht den Schlaf erholsamer. Ein gesundes Bett hat eine feste Matratze, wenn's geht aus Roßhaar. Wenn man ein Stück Flokati, das ist ein griechischer Hirtenteppich aus reiner Wolle, zwischen Gummi- und Bettuch legt, schlafen manche Kinder besser. Die Wolle läßt die Haut atmen und saugt gleichzeitig Feuchtigkeit auf. Flokatis können in der Waschmaschine gewaschen werden. Eine leichte Wolldecke eignet sich für Kinder besser als ein Federbett. Es gibt heute auch er-

BETTWÄSCHE FÜR KINDER sollte aus Baumwolle oder Naturseide sein, damit die Haut ungestört atmen kann und Schweiß aufgesaugt wird.

schwingliche Seidendecken (Seidenwatte in naturseidenem Inlett). Seide ist besonders atmungsfähig und gleicht die Temperaturen aus. Bettwäsche für Kinder sollte aus Baumwolle oder Naturseide sein, damit die Haut ungestört atmen kann und Schweiß aufgesaugt wird. Das gleiche gilt für Nachthemden und Pyjamas. Gummizüge oder Bindebänder dürfen nicht einengen. Eine Wiege ist wirklich wunderbar für die ersten Lebensmonate. Das Bedürfnis nach rhythmischer Bewegung wird darin optimal erfüllt – außerdem verleitet sie noch dazu, wirklich Wiegenlieder zu singen. Billiger ist ein Wiegenuntergestell, auf dem jeder Korb zur Wiege wird.

Ein Betthimmel verstärkt die geborgene Atmosphäre und schirmt ab. Der Schlaftrunk, der bei Kindern am besten wirkt, ist immer noch eine duftende Tasse Melissentee. Aber Vorsicht: In den letzten Stunden vor dem Zubettgehen sollten Kinder und auch viele Erwachsene am besten überhaupt nichts mehr trinken, da sie sonst mitten in der Nacht von der vollen Blase aufgeweckt werden.

Schlafstörung

Neuere Untersuchungen haben ergeben, daß Eltern das Schlafbedürfnis ihrer Kinder meist überschätzen. Da der tatsächliche Schlafbedarf von Kind zu Kind unterschiedlich ist, kann man nicht gültig sagen, wieviel zum Beispiel ein Dreijähriges schlafen sollte.

EIN MIT 2 TROPFEN Bergamottöl, Lavendelöl oder Neroliöl getränktes Tuch – ins Bettchen unters Laken gebreitet – fördert den ruhigen, ungestörten Schlaf.

Eltern können über zehn Tage eine Tabelle mit den Schlafenszeiten ihres Kindes führen, um so herauszufinden, wieviel Stunden es im Durchschnitt tatsächlich schläft, und diese Schlafenszeiten kann man dann behutsam in einen Rhythmus bringen, der mit dem der Eltern übereinstimmt und nächtliche Störungen vermeidet. Wenn das Kind zum Beispiel zehn Stunden Schlaf braucht und mittags schon zwei Stunden geschlafen hat, wird es, legt man es abends um acht wieder ins Bett, morgens um vier aufwachen und ausgeschlafen haben. Besser ist es dann, es abends erst um zehn ins Bett zu bringen oder den Mittagsschlaf ausfallen zu lassen.

Davon abgesehen, gibt es Zeiten, in denen der Schlaf tatsächlich ge-

DAS KINDERZIMMER vor der Nacht gut lüften

EINE WIEGE erfüllt in den ersten Lebensmonaten das Bedürfnis nach rhythmischer Bewegung

stört ist: Das Kind schreckt nachts hoch oder wacht schweißnaß auf. Solche Erlebnisse weisen deutlich darauf hin, daß das Kind irgendeine Erfahrung zu verarbeiten hat und dabei Hilfe braucht. Nur manchmal wird man von ihm erfahren, welcher Traum es gequält hat, meist sind Kinder nicht dazu in der Lage, ihn zu erzählen. Die beste Soforthilfe sind natürlich liebevolle, beruhigende Worte und sanftes Streicheln. Wärme und eventuell ein paar Baldriantropfen in einem Löffel Wasser (siehe *Bett*, *Nacht*, *Schlaf*) oder Bach-Blüten Notfalltropfen tun's mitunter auch.

Schlehe

Die zarten, weißen Blüten der Schlehe geben getrocknet einen milden Abführtee. Dafür nimmt man 3 gehäufte Teelöffel auf 1/4 Liter kaltes Wasser. Zum Sieden bringen und abseihen. Je nach Alter des Kindes gibt man 1 bis 2 Tassen ungesüßt, Säuglinge bekommen etwas 1/2 Tasse.
Nach den ersten Nachtfrösten werden die blauschwarzen Beeren gesammelt. Für Schlehensaft werden die gewaschenen Früchte mit kochendem Wasser gut bedeckt und bleiben so, gut zugedeckt, einen Tag lang stehen. Dann gießt man den Saft ab, kocht ihn auf und gießt ihn nochmals über die Schlehen. Dies wird nach einem weiteren Tag wiederholt. 24 Stunden später gießt man den Saft endgültig ab, kocht ihn auf und füllt ihn in ausgekochte, heiße Flaschen, die man sofort gut verschließt.
Mit Wasser oder Apfelsaft verdünnt, wird aus dem Schlehensaft ein belebendes Getränk. Schlehensaft gibt es natürlich auch gebrauchsfertig im Bioladen oder Reformhaus.

Schluckauf

Manche Babys haben – zum großen Erstaunen ihrer Mütter – schon Wochen vor der Geburt einen mehr oder weniger regelmäßigen Schluckauf. Schwangere Frauen spüren das als leichtes Klopfen im Bauch. Der Schluckauf ist ein krampfartiges Zusammenziehen des Zwerchfells, dessen Ursache meist belanglos ist. Bei Neugeborenen ist ein Schluckauf manchmal ein Hinweise darauf, daß sie entweder eine nasse Windel oder kalte Füßchen haben.
Schluckauf ist harmlos und macht dem Baby oft weniger aus als seinen Eltern. Neben den recht bekannten Gegenmitteln des Volksmunds – die Luft anhalten, bis es

---

SCHLEHEN-SAFT vermischt mit Apfelsaft ergibt ein stärkendes, belebendes Getränk

SCHLUCK-AUF ist harmlos

nicht mehr geht, oder schnell ein Löffelchen Zucker essen oder mit einer Feder bis zum Niesen an der Nase kitzeln – kann man größere Kinder noch folgendes probieren lassen: 1/2 Teelöffel getrockneten Estragon mit 1 Tasse kochendem Wasser übergießen, drei Minuten ziehen lassen und abseihen. Schluckweise warm trinken. Oder 1/2 Teelöffel frische Pfefferminzblätter fein hacken, mit ein paar Tropfen Essig beträufeln und einnehmen.

Schmerz

»Sonne, Regen, Wind und Schnee, morgen früh tut's nimmer weh« – das Besprechen von Wunden, das Murmeln magischer Formeln war im Mittelalter fester Bestandteil von Heilzeremonien. Daß dies nicht nur mit Aberglauben zu tun hat, sondern der Seele guttut, kann jede Mutter von kleinen Kindern bestätigen.

Mit Trost und Hoffnung lassen sich Schmerzen leichter ertragen. Beruhigend und krampflösend wirkt auch Wärme. Bei Kopf- und Bauchweh ist es gut, wenn sich das Kind zunächst einmal hinlegt und zudeckt. Dabei kann es eine Tasse Melissen- oder Majorantee trinken, das besänftigt und entkrampft. Zubereitung: 1 Teelöffel getrocknete Kräuter mit 1 Tasse kochendem Wasser überbrühen, zugedeckt zehn Minuten ziehen lassen, abseihen. Auch ein warmer Wickel kann Kopf- und Bauchweh lindern (siehe *Leinsamen*).

Ist aber eine Verletzung an den Schmerzen schuld, wird Kälte helfen. Oft genügt ein naß aufgelegtes Taschentuch. Bei Prellungen oder Quetschungen kann man es mit verdünnter Arnikatinktur tränken. In China behandelt man Schmerzen mit Akupunktur. Dünne Nadeln werden in bestimmte Körperteile gesteckt – punktgenau. Deshalb ist die Akupunktur nichts für Laien.

Für den Hausgebrauch empfiehlt sich dagegen die Akupressur. Hier werden die entscheidenden Punkte mit der Fingerkuppe oder einem speziellen Akupressurstab drückend in eine bestimmte Richtung massiert. Bei Schmerzen, die von Angstzuständen begleitet sind, massiert man einen Punkt seitlich am Unterschenkel: Das Kind legt seine Handinnenfläche gerade auf die Kniescheibe. Direkt unter seinem Ringfinger liegt der Akupressurpunkt. Er wird ein bis zwei Minuten lang mit kreisenden Bewegungen gedrückt.

Zur Linderung von Kopfschmerzen massiert man am äußeren Ende der Augenbrauen schräg nach

WÄRME WIRKT NICHT NUR BERUHIGEND, sondern auch krampflösend

BEI GANZ KLEINEN VERLETZUNGEN genügt oft schon ein naß aufgelegtes Taschentuch

unten und am inneren Ende der Augenbrauen nach oben sowie im Nackenhaaransatz zwei Querfinger breit rechts und links von der Mitte nach unten. Bei Schmerzen im Magen-Darm-Bereich massiert man zwischen den ersten beiden Zehen, aber näher am großen Zeh, und drei Querfinger breit oberhalb davon; in beiden Fällen wird nach oben in Richtung Rist massiert.

Bei Schmerzen, die aus heiterem Himmel kommen, muß man mit dem Kind zum Arzt. Nur er kann die Ursache herausfinden und heilende Medikamente verschreiben.

Schnupfen

Ein altes Sprichwort sagt zwar: »Ein Schnupfen hält hundert Krankheiten ab«, aber meist ist der Schnupfen selbst schon unangenehm genug. Babys haben dann Schwierigkeiten beim Saugen. Größere Kinder können oft nicht schlafen, wenn das Atmen durch die Nase behindert ist.

Hier ist Majoranbutter (siehe dort) vom Babyalter an eine wirkungsvolle Hilfe. Sie löst den Schleim und entkrampft. Auch einige Tropfen ätherisches Majoran- oder Thymianöl (Apotheke), in einer Schale mit warmem Wasser im Zimmer aufgestellt, sind schon für Babys erlaubte Mittel. Das ätherische Öl verbreitet sich rasch in der Luft, riecht gut und wirkt heilend auf die Atemwege (siehe *Duft*). Bei älteren Kindern kann man den Schnupfen schon mit einem heißen Thymianfußbad behandeln, noch bevor er sich einnistet. Hierfür überbrüht man eine kräftige Handvoll Thymian mit 1/2 Liter kochendem Wasser, läßt alles zugedeckt zehn Minuten ziehen und seiht es dann ab. Der Aufguß wird dem Fußbad zugefügt. Die Temperatur soll so heiß wie ertragbar sein und während der ganzen Dauer (so lange, wie es Spaß macht) nicht sinken, sondern durch Zugießen von heißem Wasser eher noch gesteigert werden. Dabei packt man das Kind warm ein, so daß es ins Schwitzen kommt.

Dazu bekommt es dann einen Tee aus Lindenblüten und Quendel; er durchwärmt, fördert das Schwitzen und wirkt keimhemmend. Getrocknete Lindenblüten und Quendel werden zu gleichen Teilen gemischt, 1 Teelöffel pro Tasse mit kochendem Wasser überbrüht. Bedeckt fünfzehn Minuten ziehen lassen. Danach abseihen, auf Trinktemperatur abkühlen lassen und mit Honig süßen. Man gibt davon 2 Tassen täglich, nach Belieben mehr,

DAS ÄTHERISCHE ÖL VON THYMIAN wirkt heilend auf die Atemwege

TEE AUS LINDENBLÜTEN und Quendel durchwärmt den ganzen Körper

Säuglingen entsprechend weniger. Für die unangenehme »laufende Nase« ist ein Heilerdeumschlag auf Nasenrücken und Stirnmitte ein altes Hausmittel (siehe *Heilerde*). Auch ein Dampfbad mit Thymian- oder Kamillentee kann Abhilfe schaffen (siehe *Dampfbad*). Hierbei wird der kochendheiße Kräutertee in eine Schüssel gefüllt, das Kind bedeckt den Kopf mit einem Handtuch und atmet die heilenden Dämpfe ein (nur so lange, wie es ihm angenehm ist!). Achten Sie allgemein darauf, daß Ihr Kind in Schnupfenzeiten möglichst keine kalten oder nassen Füße bekommt, und sorgen Sie für vitaminreiche Ernährung (siehe *Abwehrkraft*).

Schwindelgefühl

Schwindelgefühle treten meist vorübergehend auf, entweder nach körperlicher oder geistiger Überanstrengung oder vielleicht auch als Vorboten einer Erkrankung. Sollte ein Kind regelmäßig oder häufig über Schwindelgefühle klagen, muß ein Arzt zu Rate gezogen werden, der die Ursachen näher untersucht und behandelt.
Bei vorübergehenden Schwindelgefühlen wird von allen Kräuterheilkundigen einhellig der Lavendel empfohlen. Man gibt im akuten Fall eine Tasse warmen Lavendeltee schluckweise zu trinken oder läßt das Kind an einem Fläschchen Lavendelöl riechen. So wird der Tee zubereitet: 1 Teelöffel getrocknete Lavendelblüten mit 1 Tasse kochendem Wasser übergießen und zugedeckt drei bis fünf Minuten ziehen lassen, abseihen. Nach Wunsch mit Honig süßen.

Schwitzen

Es gibt Heilpflanzen, die die Schweißbildung anregen, und solche, die sie hemmen. Wenn ein gesundes Kind – zum Beispiel nachts – stark schwitzt, dann läßt sich mit einem Kräutertee Hilfe bringen. Aber für kranke Kinder ist Schwitzen immer gut. Eine Anregung der Schweißbildung ist vor allem bei Erkältungskrankheiten erwünscht, oft kann der Krankheitsverlauf damit abgeschwächt und verkürzt werden. Geeignet sind dafür:
Lindenblütentee: 2 leicht gehäufte Teelöffel getrocknete Lindenblüten mit 1/4 Liter kochendem Wasser übergießen, zehn Minuten bedeckt ziehen lassen und abseihen.
Holunderblütentee: 2 gehäufte Teelöffel getrocknete Holunderblüten mit 1/4 Liter kochendem Wasser übergießen und bedeckt zehn Minuten ziehen lassen, ab-

SCHLUCK-WEISE warmen Lavendeltee trinken

seihen. Oder eine Mischung aus Linden-, Holunder- und Kamillenblüten (siehe Kasten).

Bettwäsche für Kinder sollte aus Baumwolle oder Naturseide sein, damit die Haut ungestört atmen kann und Schweiß aufgesaugt wird.

Bei Kindern, die nachts übermäßig schwitzen, sollte man untersuchen, ob das nicht mit einer zu warmen Bettdecke oder einer Empfindlichkeit gegen synthetische Nachtwäsche zusammenhängt (siehe *Bett*, *Schlaf*). Als Tee zur Herabsetzung der Schweißabsonderung empfiehlt sich vor allem Salbei. Er wird so zubereitet: 2 gehäufte Teelöffel getrocknete Salbeiblätter mit 1/4 Liter kochendem Wasser übergießen und bedeckt fünfzehn Minuten ziehen

> **IN SEIDE erkältet man sich nicht so leicht**

WÄRMENDER TEE,
der das »Ausschwitzen« fördert: 40 Gramm Lindenblüten, 30 Gramm Holunderblüten und 30 Gramm Kamillenblüten mischen. Von dieser Mischung 1 gehäuften Teelöffel mit 1 Tasse kochendem Wasser übergießen und bedeckt zehn Minuten ziehen lassen, abseihen.

lassen. Mit Honig süßen. Vor dem Schlafen zu trinken geben.

Seide

Seide unterstützt die Hautatmung. Sie nimmt Schweiß auf und verdunstet ihn schneller als die meisten anderen Fasern. Nur Wolle kann in dieser Hinsicht mithalten. In Seide erkältet man sich nicht so leicht. Andererseits hält Seide die Körperwärme sehr gut. Sie ist deshalb gleichermaßen für Sommer und Winter geeignet.

Alle diese Vorteile machen sie zur idealen Textilfaser für Unterwäsche, Nachthemden und Bettzeug. Kindern, die eine empfindliche Haut haben oder sich leicht erkälten, ist damit oft geholfen.

Babys können Temperaturschwankungen nicht so leicht ausgleichen wie Erwachsene. Sie reagieren leicht mit Verdauungsschwierigkeiten und Bauchkrämpfen. Daher sind Hemdchen aus einfacher Naturseide oder Seidentücher zum Einhüllen für Babys angenehm.

Sesam

Sesam, die kleinen Samenkörner einer Ölpflanze, stammen aus Nordafrika. Sie gehören dort mit zu den wichtigsten Nahrungsmitteln und werden hauptsächlich als

Mus gegessen. Sesammus ist auch bei uns in Bioläden und Reformhäusern erhältlich, meist unter dem Namen »Tahin« oder »Tahini«. Es eignet sich sehr gut als Brotaufstrich oder als Beigabe zu Müsli und Süßspeisen.

Sesam ist wertvoll, weil er hochungesättigte Fettsäuren, Vitamin E, B-Vitamine und leicht verdauliches Eiweiß enthält. Die Samenkörner, die man, wenn möglich, ungeschält kaufen sollte, lassen sich in der Küche vielseitig verwenden. Leicht angeröstet schmecken sie in Kartoffelgerichten oder an Salaten gut.

Sonne

Sonnenlicht belebt, es regt den Stoffwechsel an. Der Körper braucht Sonne, um gewisse Vitamine zu bilden und um genügend Kalk aus der Nahrung aufzunehmen. Sonne dient also der Verhütung von Rachitis. »Winterbabys« bekommen darum mehr künstliches Vitamin D als »Sommerbabys«.

Direkte Sonnenbestrahlung auf nackter Haut muß aber sehr bewußt dosiert werden, trotz Sonnenschutzmittel. Ein Baby kann vom dritten Lebensmonat an täglich nur einige Minuten nackt sonnenbaden. Zunächst nicht länger als zwei Minuten auf dem Bauch und zwei Minuten auf dem Rücken.

Der Kopf muß immer mit einem Mützchen geschützt sein, am besten ist es, wenn das Baby so liegt, daß der Kopf im Schatten ist. Die günstigste Tageszeit für ein Sonnenbad ist der späte Nachmittag. Vor allem die Mittagssonne ist für kleine Kinder in der heißen Jahreszeit zu stark. Wenn man das Baby nicht ins Freie bringen kann, rückt man sein Bett so nah wie möglich ans geöffnete Fenster.

Kranke Kinder sollte man nicht der prallen Sonne aussetzen. Babys mit Windelausschlag brauchen zwar viel (warme!) Luft an

MITTAGSSONNE ist für kleine Kinder zu stark

AFTER-SUN-LOTION
1 Stück Gurke, ca. 5 cm lang, fein raspeln und den Saft durch ein Tuch auspressen. Den Gurkensaft mit einem Becher vollfettem Joghurt gut verrühren. Diese Lotion auf sonnengereizte Hautstellen auftragen, trocknen lassen (mindestens zwanzig Minuten) und lauwarm abwaschen. Sie kühlt und gibt der Haut Fett und Feuchtigkeit zurück.

FÜR ER-KRANKUN-GEN der Atemwege

der Haut, aber direkte Sonnenbestrahlung könnte die Entzündung verstärken.
Größeren Kindern kann es schon einmal passieren, daß sie sich einen Sonnenbrand holen. Dann kann man mit einem einfachen, hausgemachten Mittel das Brennen mildern und die Heilung der Haut unterstützen. Schon kalte Buttermilchkompressen bringen oft rasche Linderung (siehe Kasten).

Spitzwegerich

Der Spitzwegerich ist eine anspruchslose Pflanze, die auf vielen Wiesen und Wegen zu finden ist. Er gehört zu unseren wichtigsten Heilkräutern für Erkrankungen der Atemwege. Wegen seines Schleimgehalts ist Spitzwegerich ein unentbehrlicher Bestandteil in vielen Hustentees und -säften.
Hier ein bewährtes Teerezept:
20 Gramm Spitzwegerichblätter
50 Gramm Huflattichblätter
 5 Gramm Königskerzenblüten
 5 Gramm Eibischwurzeln
 5 Gramm Veilchenblätter und -blüten
 5 Gramm Anis
Die getrockneten Kräuter in der Apotheke mischen lassen. 2 Teelöffel davon mit 1/4 Liter kochendem Wasser überbrühen. Zugedeckt zehn Minuten ziehen lassen

ENTZÜN-DUNGS-HEMMEND bei Schnupfen und Husten

und abseihen. Mit Honig süßen. Kinder sollten davon drei- bis fünfmal täglich eine Tasse trinken. Dieser Tee kann in entsprechend geringerer Dosierung auch Babys bedenkenlos gegeben werden (eventuell teelöffelweise).
In der Verwendung sehr einfach und wirkungsvoll ist auch der frische Preßsaft vom Spitzwegerich (Bioladen oder Reformhaus). Er wirkt entzündungshemmend und empfiehlt sich somit bei Schnupfen und Husten. Er wird ebenfalls mit Honig gesüßt und eventuell mit Möhrensaft gemischt, damit er besser schmeckt. Je nach Alter des Kindes gibt man zwei- bis fünfmal täglich 1/2 bis 1 Teelöffel voll (ab dem fünften Lebensmonat).
Ein frisches Spitzwegerichblatt, zerkaut oder zwischen sauberen Steinen zerklopft (damit Saft austritt), wirkt heilend auf kleinen Wunden und Insektenstichen (siehe *Erste Hilfe*).

Stärkung

Ein Kind, das »schlecht« ißt oder wenig essen kann, zum Beispiel während und nach einer Krankheit, braucht konzentrierte, aber leicht verdauliche Nahrung.
Mit diesem Krafttrunk wird es (wieder) stark: 150 Gramm Nackthafer in 1 Liter Wasser über Nacht

quellen lassen. Anderntags eine Stunde lang leicht kochen, abseihen. 1 Glas von diesem Haferwasser mit 1 Eßlöffel Honig, 1 Eßlöffel Mandelmus und 1 Eßlöffel süßem Rahm gut verrühren. Nun kann man das Getränk noch wahlweise mit pürierter Banane, mit Möhrensaft, mit 2 bis 3 Eßlöffeln Sanddornsaft oder anderen Gemüse-, Kräuter- oder Obstsäften mischen (siehe *Saft*). Zur Abwechslung kann statt Hafer- auch Gerstenwasser genommen werden (siehe *Getränke*). Babys gibt man das reine Getreidewasser, ab dem dritten Lebensmonat, auch mit etwas Möhrensaft gemischt.

Stiefmütterchen

Diese liebliche Blume ist das wichtigste Wildkraut bei der Behandlung von Hautausschlägen und Ekzemen. Man kennt es hauptsächlich als gezüchtete Gartenblume, auf naturgedüngten Wiesen und Äckern kann man es aber auch noch wildwachsend finden. Heilkräfte sind nur in wilden Stiefmütterchen vorhanden, ganz besonders in denen, die auf Roggenfeldern vorkommen.

So wird Stiefmütterchentee zubereitet: 2 Teelöffel des getrockneten Krauts mit 1/4 Liter kochendem Wasser übergießen, bedeckt zehn Minuten ziehen lassen und abseihen. Diesen Tee kann man schon Säuglingen im Fläschchen geben (Sauger mit Teelochung!); wenn sie nicht gestillt werden, läßt sich der Tee anstelle von Wasser zur Zubereitung der Nahrung verwenden. Größeren Kindern gibt man 2 bis 4 Tassen täglich.

Gleichzeitig verwendet man den Stiefmütterchentee äußerlich für Waschungen der erkrankten Stellen. Dafür bereitet man ihn halb so

BEI HAUTAUSSCHLÄGEN und Ekzemen

AUF NERVÖSE KINDER WIRKT EIN ROSMARINBAD BERUHIGEND UND KRÄFTIGEND ZUGLEICH

Dem Badewasser einen Aufguß aus Rosmarinkraut zusetzen: 2 Liter kochendes Wasser auf 100 Gramm Rosmarin, zwanzig Minuten ziehen lassen, dann abseihen und zugeben. Auch Heublumenbäder wirken entspannend und beruhigend: 2 Liter kochendes Wasser auf 100 Gramm Heublumen, zwanzig Minuten ziehen lassen und abgeseiht dem Bad zufügen.

GESUNDE Schleckereien

stark zu, also 2 Teelöffel Kraut auf 1/2 Liter Wasser. Man kann auch Leinenläppchen in diesem Aufguß tränken und sie noch warm auf die Ekzemstelle legen (siehe *Milchschorf*). Wenn der ganze Körper vom Ausschlag betroffen ist, gibt man folgenden Absud ins Badewasser: 1/2 Eßlöffel Stiefmütterchenkraut mit 1 Liter kaltem Wasser zum Kochen bringen, kurz aufwallen lassen, vom Feuer nehmen und bedeckt noch eine halbe Stunde ziehen lassen, abseihen und ins Badewasser geben.

Äußere und innere Anwendung ergänzen einander und können kurmäßig über viele Wochen hin angewendet werden.

Süßigkeiten

NÜSSE, Rosinen und Datteln

Der beste Trick, Kindern den übermäßigen Konsum von Süßigkeiten abzugewöhnen, ist, ihnen viel *gesundes* Süßes anzubieten. Zucker (Kohlehydrate) ist absolut notwendig für die Entwicklung des wachsenden Organismus, und überall dort, wo er in seiner natürlichen Form vorkommt, ist er gesund, zum Beispiel in Rosinen, Datteln und anderen frischen und getrockneten Früchten, in Honig, Melasse, Ahornsirup, Birnendicksaft und anderen. Es gibt inzwischen einige Kochbücher, die sich den gesunden Schleckereien widmen. Aus Haferflocken, Honig, Dattelmasse, Nüssen und Kakao läßt sich das beste Konfekt herstellen, und es geht sogar einfach und schnell (siehe *Datteln*). Es ist aber nicht unbedingt notwendig, aufwendige Leckereien selbst zu fabrizieren. Es genügt vollkommen, seinen Kindern freien Zugang zu einem Glas mit Nüssen, Rosinen und Datteln zu gewähren und viele mit Honig oder Sirup gesüßte Gerichte auf den Tisch zu bringen.

Das Schädliche an Zucker in der »raffinierten« Form: Durch den Raffinierungsvorgang wurden viele Stoffe wie Vitamine, Mineralstoffe und Enzyme entzogen; und so wird Zucker eine Belastung für den Organismus, denn die Stoffe, die zu seiner Umsetzung in der Zelle notwendig sind, werden aus den Zähnen und Knochen abgebaut. Ernährung mit Vollkornprodukten ist reich an Kalzium und B-Vitaminen (siehe *Ernährung*). Einem gesund ernährten Kind schaden deshalb auch die »normalen« Süßigkeiten, die man beim besten Willen nicht verhindern kann, nicht so sehr.

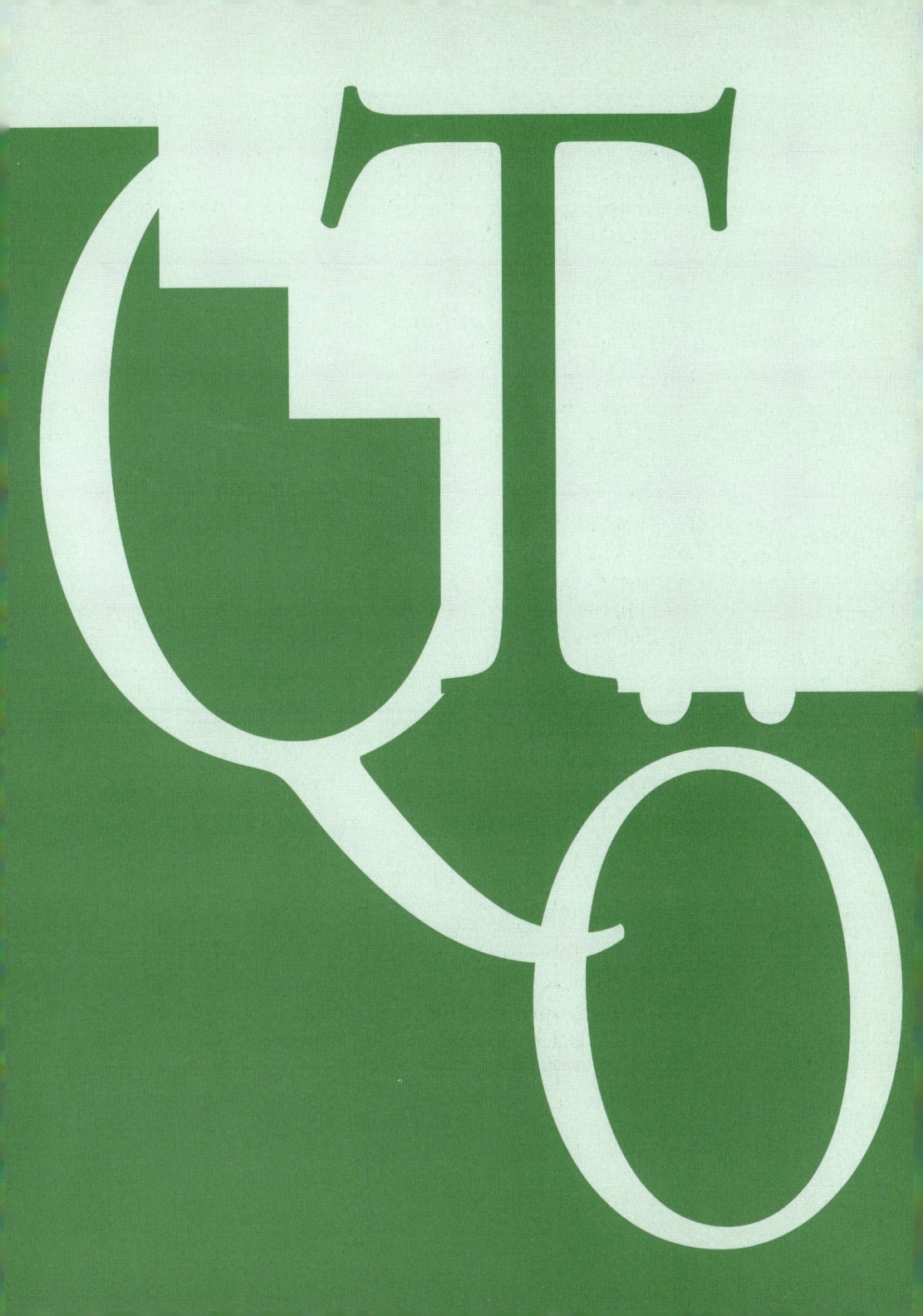

Teekräuter

Wilde Kräuter waren früher das einzige, womit arme Leute sich ihr tägliches Getränk, das Wasser, geschmacklich verbessern konnten. Dabei ist ihr Wert für die Gesundheit bis in die heutige Zeit unumstritten. Wer alle Tage Kräutertee trinkt, wird bald spüren, daß er eine widerstandsfähigere Konstitution erlangt und daß er sich allgemein wohler fühlt. Für Kinder ist Kräutertee das ideale Frühstücksgetränk. Aber auch als Durstlöscher mögen sie ihn, wenn er nur richtig gemischt und zubereitet wird.

Viele Heilkräuter wurden in ihrer Wirkung schon im einzelnen beschrieben, hier sind noch einmal die 18 wichtigsten aufgezählt:

Baldrian: gegen Schlafstörungen
Brennessel: zur Blutverbesserung und als Frühjahrskur
Brombeerblätter: gegen Durchfall
Fenchel: blähungstreibend, entkrampfend
Holunderblüten: schweißtreibend bei Erkältungskrankheiten
Huflattich: gegen Husten
Johanniskraut: zur Nervenstärkung
Kamille: bei Infektionskrankheiten
Lavendel: wirkt beruhigend
Lindenblüten: gegen Erkältungen
Melisse: wirkt besänftigend
Pfefferminze: bei Erkältungen und Magen-Darm-Störungen
Salbei: zum Gurgeln bei Halsweh
Spitzwegerich: gegen Husten
Stiefmütterchen: zur Behandlung von Hautausschlägen
Thymian: gegen Schnupfen
Veilchen: bei Husten
Verbena: bei allen Arten von Unwohlsein

Einige Teekräuter haben einen Nachteil: Sie schmecken Kindern nicht besonders gut. Doch man braucht sie nicht pur zu verabreichen. Sie entfalten ihre Wirkung auch dann, wenn sie mit wohlschmeckenden Kräutern, wie zum Beispiel Hibiskusblüten (Malve), Hagebutten, Melisse und Verbena, oder fertigen Früchtetees gemischt werden. Außerdem darf man sie als Haustee immer mit Honig und Zitronensaft verfeinern.

Diese Teemischung ist gut für den Abend:
3 Teile Melisse
1 Teil Johanniskraut
1 Teil Kamille

Und diese Mischung eignet sich als Durststiller für alle Tage:
1 Teil Hibiskusblüten (Malve)
1 Teil Hagebutten
1 Teil Früchtetee

Man kocht am besten morgens einen großen Krug voll, gibt den

FÜR KINDER ist Kräutertee das ideale Frühstücksgetränk

MIT HONIG und Zitronensaft verfeinern

Saft einer halben Zitrone dazu und süßt nach Geschmack mit Honig. So hat man immer Tee parat, und die Kinder können tagsüber davon trinken, wann sie wollen.

HIER IST EINE BELIEBTE FRÜHSTÜCKSTEEMISCHUNG:
3 Teile Verbenenkraut
1 Teil Hagebutten
1 Teil Brennesselblätter
Nehmen Sie 3 gehäufte Eßlöffel für eine große Kanne Tee

Als Faustregel für die Zubereitung von Kräutertee gilt:
1 Teelöffel getrocknete Kräuter pro Tasse mit kochendem Wasser überbrühen und zugedeckt zehn Minuten ziehen lassen, abseihen. Während Tee von Hagebutten und Früchten ruhig über lange Zeit hinweg alle Tage getrunken werden darf, sollte man bei Heilkräutern öfter abwechseln. Obwohl man sie immer wieder auch kurmäßig über ein paar Wochen hinweg anwenden kann, sollte man nicht monatelang täglich denselben Kräutertee trinken. Wie bei allen Heilmitteln könnte sonst auch hier vielleicht eine nachteilige »Überdosierung« entstehen.

Thymian

Dieses aromatische Kraut (*Thymus vulgaris*) wächst wild nur im Mittelmeerraum. Interessant ist es wegen seines Gehalts an ätherischen Ölen, die krampflösend und desinfizierend wirken.
Als Gewürz wirkt Thymian appetitanregend und darmreinigend. Thymiantee lindert Husten und Bronchitis. So wird er zubereitet: 1 gehäuften Teelöffel getrocknetes Thymiankraut in 1/4 Liter Wasser zugedeckt zum Sieden bringen, abseihen. Auf Trinktemperatur abkühlen und mit Honig süßen. Der Tee wird bei Schnupfen und zur Nervenstärkung auch als Zusatz für Fuß-, Dampf- oder Vollbäder benutzt. Der bei uns wildwachsende Feldthymian (*Thymus serpyllum*), auch Quendel genannt, hat als Tee fast die gleiche Heilwirkung wie der südländische Thymian. Er hat aber weniger ätherisches Öl und ist deswegen für Bäder nicht so gut geeignet. Dafür schmeckt er nicht so stark wie der echte Thymian und wird von vielen Kindern bevorzugt.

Traubenkur

Schon Paracelsus, der berühmte Naturheilkundige des Mittelalters, verschrieb gern Traubenku-

THYMIAN-TEE lindert Husten und Bronchitis

ENT-SCHLAK-KEN, stärken und die Anfälligkeit herabsetzen

ren, um anfällige Menschen »winterfest« zu machen. Für Kinder ist das ganz bestimmt eine wirkungsvolle Methode, um den Organismus rechtzeitig vor der kalten Jahreszeit zu entschlacken, zu stärken und so die Anfälligkeit für Infektionen herabzusetzen. Trauben enthalten viel Fruchtzucker und Kalk, die blauen Sorten sind sogar eisenreich.

In einem Zeitraum von zwei bis drei Wochen werden täglich 500 bis 1000 Gramm Trauben gegessen (je nach Alter) – vormittags, nachmittags und abends. Die übrige Ernährung in dieser Zeit sollte leicht und reizarm sein: Gemüse, Kartoffeln, Haferflocken, Quark, Joghurt, milde Käsesorten. Kein oder nur wenig Fleisch, keine Wurst, keine scharfen Sachen, keine Süßigkeiten. Kleine Kinder dürfen mitmachen, sollten aber einen guten Teil der Trauben als frisch gepreßten Saft zu sich nehmen. Die Trauben müssen natürlich gut gewaschen werden, da sie ja meistens stark gespritzt sind. Am besten spült man sie kurz unter heißem Wasser ab und schwenkt sie kräftig in kaltem nach. Neuerdings wird empfohlen, nicht die kernlosen Traubensorten zu kaufen und gerade die Kerne besonders gut zu kauen. Wer es weniger streng nehmen will, trinkt einfach zwei Wochen lang zwischendurch guten Traubensaft.

UV

Umschläge

Umschläge können kühlen, heilen, wärmen, entkrampfen. Kühlende Umschläge wendet man an bei Kopfweh, Fieber oder Verbrennungen. Schmerzt der Kopf, legt man ein feuchtkaltes Tuch auf die Stirn oder in den Nacken (hilft auch gegen Nasenbluten). Wadenwickel wirken fiebersenkend und schützen vor einer Überhitzung des Kopfes (siehe *Fieber*). Warme Umschläge helfen bei Leibschmerzen und Krämpfen. Man verwendet dafür Leinsamen oder Heublumen, weil sie die Wärme lange halten (siehe *Leinsamen* und *Heublumen*). Gegen Husten machten unsere Großmütter gern Schmalzwickel. Noch besser als Schmalz ist aber Bienenwachs.

Man braucht dafür gelbes Wachs (Apotheke), für Babys und Kleinkinder ca. 50 Gramm, für größere Kinder entsprechend mehr. Es wird im Wasserbad geschmolzen und erwärmt. Ein brustgroßes Stück Leinentuch wird darin getränkt und so warm wie möglich schnell auf die nackte Brust gebracht (die Temperatur mit dem eigenen Handrücken eine Minute lang prüfen!). Der Bienenwachsumschlag wird gut eingehüllt, damit er möglichst lange warm und weich bleibt. Er kann ruhig die ganze Nacht liegenbleiben.

Bei eitrigen Entzündungen legt man einen heißen Umschlag aus Bockshornklee auf, der gerade so groß ist, daß er den Eiterherd bedeckt. 1 Eßlöffel Bockshornkleesamen (Apotheke) wird mit etwas kochendem Wasser zu einem dicken Brei verrührt, in ein Stückchen Gaze oder Verbandmull eingeschlagen und so heiß wie möglich aufgelegt. Das Ganze wird mit Watte gut bedeckt und bleibt liegen, bis es kühl ist. Auf diese Weise löst sich der Eiter meist von selbst. Dieser Umschlag kann beliebig oft wiederholt werden. Auch Quark, Zwiebeln oder Heilerde sind für Umschläge beliebt und hilfreich.
(Siehe *Heilerde*, *Ohrenweh* und *Quark*).

BEI KOPFWEH, Fieber oder Verbrennungen

BEI EITRIGEN Entzündungen

ALLES DAS EIGNET SICH FÜR UMSCHLÄGE:
Leinsamen, Heublumen, Schmalz, Bienenwachs, Bockshornkleesamen, Quark, Zwiebeln, Heilerde.
Außerdem brauchen Sie: Leinentücher, Mullwindeln, Frotteetücher

Veilchen

Diese kleine Blume war zu manchen Zeiten als Heilkraut sehr geschätzt. Pfarrer Kneipp empfahl den Tee aus der ganzen Pflanze sogar gegen Keuchhusten bei Kindern. Bei Husten, Halsentzündung oder Bronchitis ist ein honigsüßer Tee aus dem wohlriechenden Veilchen bei Kindern beliebt. So wird er zubereitet: 2 Teelöffel getrocknetes Veilchenkraut (Blätter und Blüten) mit 1/4 Liter kaltem Wasser übergießen, zum Sieden bringen und zugedeckt noch fünf Minuten ziehen lassen. Abseihen und nach dem Abkühlen mit Honig süßen. Ungesüßt kann er auch zum Gurgeln verwendet werden. Man gibt dreimal täglich 1/2 bis 1 Tasse, je nach Alter (Babys teelöffelweise).

Verbena

Verbenablätter ergeben einen sehr wohlschmeckenden Tee, der in Frankreich von Kindern so häufig getrunken wird wie bei uns die Kamille. Seine Heilkräfte sind nicht so ausgezeichnet wie die der Kamille, aber er ist eine gute Hilfe bei allen möglichen kleinen Wehwehchen und wird zur Abwechslung gern getrunken.
Er wirkt leicht fiebersenkend und krampflösend. Man verwendet für den Teeaufguß die importierte Verbena. Sie kommt aus südlichen Ländern und ist stärker in Duft und Geschmack als das hier wachsende Kraut. Auf deutsch heißt es Eisenkraut: Die alten Germanen verwendeten die Blätter als Wundheilmittel bei Verletzungen mit Eisenwaffen. Auch bei den Römern war Verbena hoch geachtet und Bestandteil vieler kultischer Bräuche. Und so wird der Tee zubereitet: 2 Teelöffel getrocknete Blätter zwischen den Händen zerreiben, mit 1/4 Liter kochendem Wasser übergießen und bedeckt fünf Minuten ziehen lassen.

FIEBERSEN-KEND und krampflösend

Verdauung

Wichtigste Aufgabe der Verdauung ist es, die Nahrungsmittel, die wir zu uns nehmen, so aufzuschließen und umzuwandeln, daß sie dem Körper in des Wortes wahrer Bedeutung »einverleibt« werden können. Für Babys ist das Trinken und Verdauen in den ersten Monaten die größte Anstrengung in ihrem jungen Leben. Man weiß, daß das kräftige Saugen, wie später das gründliche Kauen, eine wichtige Vorbereitung für den Verdauungsvorgang ist. Magen und Darm erhalten dadurch sozusagen schon einmal die

MUTTER-MILCH ist für Babys am leichtesten und schnellsten verdaulich

Botschaft, daß gleich etwas kommt, und richten sich darauf ein. Die Sauger an Babyflaschen dürfen daher nicht zu weit gelocht sein, die Anstrengung, die man dem Baby dadurch beim Saugen erspart, würde ihm anschließend nur die Verdauung erschweren.

Muttermilch ist für Babys am leichtesten und schnellsten verdaulich. Deshalb ist der Trinkrhythmus von gestillten Babys kürzer. Besonders zarte und etwas zu früh geborene Babys trinken pro Mahlzeit weniger, verlangen dafür aber häufiger nach Nahrung. Sie haben nicht die Kraft, so viel auf einmal zu verdauen (siehe auch *Darm*).

Wenn man nach einigen Monaten anfängt, festere Nahrung, wie zum Beispiel Brei, zu füttern, muß man die Verdauung sorgfältig beobachten, um zu sehen, wie das Kind sie aufnimmt. Wichtig ist es auch, in kleinen Schritten vorzugehen und jeweils nur eine neue Speise einzuführen. (Bei Naturvölkern kauen die Mütter ihren Sprößlingen die Nahrung vor, speicheln sie dabei gut ein und machen sie dadurch leichter verdaulich.)

IM SÄUGLINGSALTER empfiehlt sich Milchzucker

Bei Verdauungsstörungen in diesem Alter schaltet man auf »Schonkost«: Haferschleim und gedämpfte Möhren. Möhren sind aus gutem Grund das beliebteste Babygemüse; sie werden leicht aufgenommen, stärken Magen und Darm und sind appetitanregend. Statt gedünsteter Möhren kann auch teelöffelweise Möhrensaft gegeben werden.

Verstopfung

Daß Säuglinge mit Verstopfung reagieren, ist selten. Solange das Baby nichts anderes als Muttermilch erhält, gibt es keine Verstopfung, egal, wie selten das Baby »Großes« in der Windel hat. Hat das Kind etwas anderes bekommen, überlegen Sie zuerst, was daran schuld sein könnte. Geriebener Apfel, der braun geworden ist, wirkt zum Beispiel stopfend.

Als einziges »Abführmittel« im Säuglingsalter empfiehlt sich Milchzucker (Drogerie), der dem Fläschchen oder dem Tee zugefügt wird. Größeren Kindern gibt man eingeweichten Leinsamenschrot, eingeweichte Dörrpflaumen oder Feigen. Das Wasser wird immer mitgetrunken.

Wenn Ihr Kind öfter mit leichten Verdauungsstörungen reagiert, stärken Sie seinen Darm mit Kefir oder Sauerkrautsaft, und geben Sie ihm öfter ein Löffelchen Heilerdebrei zur Entgiftung und Verhütung von Gärungen.

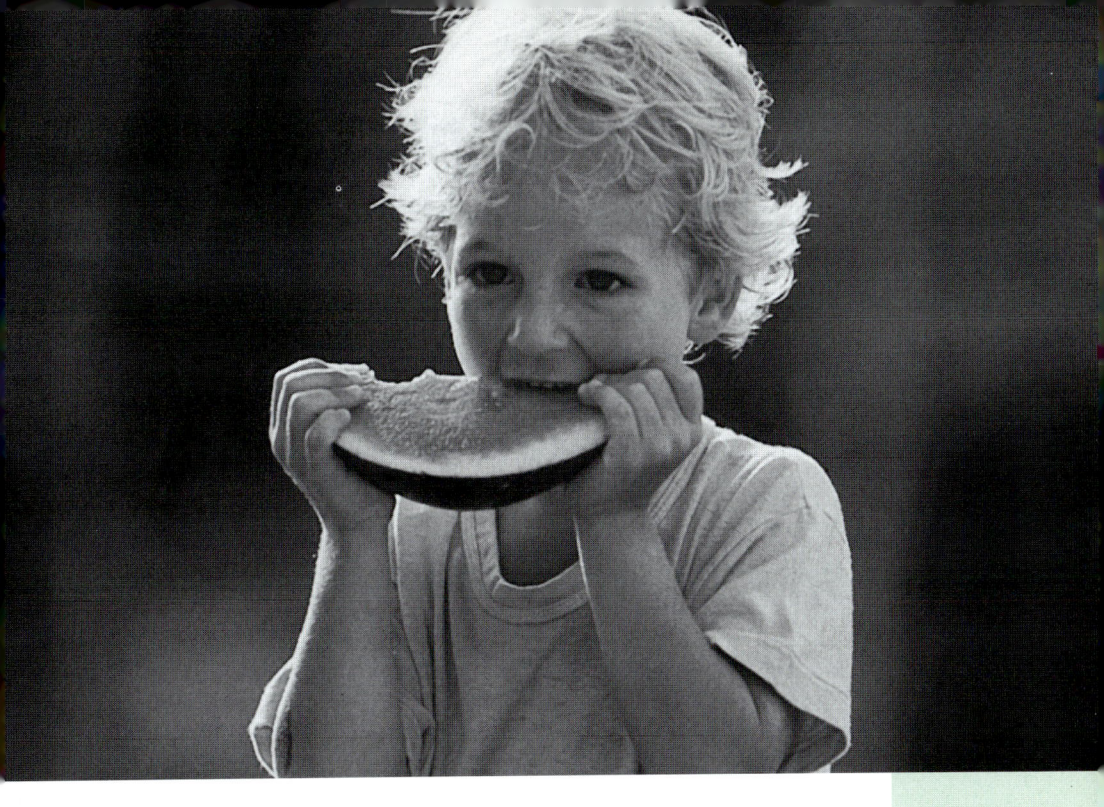

Vitamine

Vitamine sind Vitalstoffe, die für unseren Körper genauso wichtig sind wie die Hauptnährstoffe Eiweiß, Kohlehydrate und Fett. Hier sind die wesentlichsten Vitamine, ihr Wirkungsfeld und ihre wichtigsten Quellen:

Vitamin A: Kommt in Gemüse und Obst vor. Es bildet sich aus dem Provitamin Beta-Karotin. Besonders viel davon ist in Karotten, roten Beten, Löwenzahnblättern, Kresse, Petersilie, getrockneten Aprikosen (konzentrierter als in frischen), Bananen, Hagebutten, Spinat, Tomaten, Brokkoli, Blumenkohl, Bohnen. Notwendig für die Gesundheit der Augen und der Haut. Bildet Abwehrstoffe gegen Infektionen, besonders der Atmungsorgane.

Vitamin B_1 (*Thiamin*): Naturreis, Teigwaren und Brot aus dem ungeschälten Korn, Hefeflocken, Weizenkeime, Hafer, Erbsen und andere grüne Gemüse. Hilft dem Nervensystem und fördert den Verdauungsprozeß.

Vitamin B_2 (*Riboflavin*): Leber, Fleisch, Milch, alle Vollkorngetreide, Pilze, Soja und andere Hülsenfrüchte. Gut für die Ver-

ABWEHR-STOFFE gegen Infektionen

WICHTIG für den Energiespiegel

dauung und die Schleimhäute.
Vitamin B₃ (Niacin): Alle Vollkorngetreidesorten, Hefeflocken, Leber, Geflügel, Thunfisch, Eier, Nüsse. Wichtig für den Energiespiegel und gesunde Zellen.
Vitamin B₆: Vollkorn, Avocados, Spinat, grüne Bohnen, Bananen, Fisch, Bierhefe, Nüsse, Kartoffeln. Unterstützt die Verdauung und die Bildung roter Blutkörperchen.
Vitamin B₁₂: Fleisch, Eier, Milch, Nährhefe. Unterstützt die Bildung roter Blutkörperchen und des genetischen Materials, kann Streß entgegenwirken.
Vitamin C: In grünen Gemüsen und Gemüseteilen, in Kräutern, Karotten, Sauerkraut, in frischem Obst, Zitrusfrüchten, Kiwis und Beeren wie Erdbeeren, schwarzen Johannisbeeren. Bildet Widerstandsfähigkeit gegen Infektionen, stärkt das Bindegewebe, fördert die Heilung von Wunden. Empfiehlt sich bei Kinderkrankheiten wie Masern, Windpocken etc. Nicht nur natürliches, sondern auch künstliches Vitamin C, auch Ascorbinsäure genannt, ist außerordentlich empfindlich gegen Licht und Sauerstoff und sollte daher trocken und dunkel aufbewahrt werden, wenn es länger haltbar bleiben soll. Heute wird empfohlen, beim Kauf von Vitamin C auf die Kombination mit Flavanol zu achten, die der besseren Aufnahme und Verwertung im Körper dient.
Vitamin D: Wird im Körper durch die Einwirkung von Sonnenlicht gebildet; auch enthalten in Lebertran. Wichtig für die Bildung von Knochen und Zähnen.
Vitamin E: In Vollgetreide und -produkten, Weizenkeimen, Hülsenfrüchten, Nüssen und Samenkernen (Sonnenblumenkerne, Se-

EMPFINDLICH gegen Licht und Sauerstoff

STÄRKT die Muskulatur und das Herz

VITAMIN C KANN BEI BEGINNENDEN ERKÄLTUNGS-KRANKHEITEN

oder auch schon bei Ansteckungsgefahr vorübergehend in höheren als normalen Dosen zusätzlich zur vitaminreichen Ernährung gegeben werden (Erwachsene bis zu 3000 mg täglich, Kinder dem Alter entsprechend weniger). Achten Sie beim Kauf aber unbedingt auf den Zusatz von Flavanol, auch C2 genannt. Flavanol ist ein Stoff, der sich in Vitamin-C-reichen Früchten und Gemüsen findet und ohne den Vitamin C (Ascorbinsäure) sehr viel weniger wirkt.

sam), Butter und Milch, Pflanzenölen. Stärkt in besonderem Maß die Muskulatur und das Herz, denn es sorgt für den Einbau von essentiellen Fettsäuren in die Zellwände. Ein Mangel an Vitamin E hat Muskelschwäche zur Folge.

Vollkorn

Das Getreidekorn enthält alles, was der Keim braucht, um unter Einwirkung von Wärme und Feuchtigkeit eine neue Pflanze hervorzubringen. Kühl und trocken gelagert, behält das Korn seine Keimkraft mindestens ein Jahr lang. Unser normales weißes Auszugsmehl wird aus Korn gemahlen, dem dieses »Leben«, also die Fähigkeit zu keimen, durch Entfernung der Randschichten (Kleie) und des Keims genommen wurde. Es enthält wenig mehr als die Stärke (Kohlehydrate).

Damit diese Stärke im menschlichen Körper gut verwertet werden kann, sind aber genau die Stoffe vonnöten, die in den Randschichten und im Keim vorhanden sind: Eiweiß, Fett, Mineralsalze, Vitamine und Spurenelemente. Vollkornmehl enthält ungefähr fünfmal soviel Vitamine, Eisen und andere Mineralstoffe wie weißes Auszugsmehl. Manche Stoffe, wie etwa Vitamin E oder die B-Vitamine, sind in letzterem so gut wie gar nicht mehr vorhanden. Brot und Gebäck, das aus Vollkornmehl zubereitet wurde, Naturreis, »braune« Nudeln und Getreidebrei sind also für die gesunde Entwicklung und Vitalität unserer Kinder von größerem Wert. Durch den hohen Gehalt an Kleie wird es bei Vollkornkost auch niemals zu träger Verdauung kommen. Vollkornmehl kann genauso zum Backen verwendet werden wie Auszugsmehl. Auch Flaschennahrung für das Baby gibt es aus Vollkorn im Bioladen oder Reformhaus. Sie stellt jedoch an die Verdauung größere Ansprüche als die übliche Flaschennahrung, was zu Schwierigkeiten führen kann, wenn das Baby noch sehr klein ist. Ideal ist die Vollkornnahrung für Babys, die schon einige Monate gestillt wurden und dann Zusatznahrung aus der Flasche bekommen sollen.

Getreidekörner kann man auch keimen lassen – den Kindern macht es großen Spaß, den Keimvorgang zu beobachten. Gekeimte Weizenkörner zum Beispiel sind süß und weich und mit Obst und Quark ein ideales Frühstück oder Abendessen. Außerdem erhöht der Keimprozeß den Vitalstoffgehalt des Getreidekorns.

So wird es gemacht: Weizenkör-

DAS VOLLE KORN enthält viele Vitamine und Mineralstoffe

GETREIDEKÖRNER kann man auch keimen lassen

ner werden, mit Wasser bedeckt, über Nacht stehengelassen. Dann werden sie gespült, am besten in einem flachen Sieb, in dem sie auch bleiben können, und zugedeckt an einen warmen Ort gestellt. So werden sie täglich mit lauwarmem Wasser gespült. Sie sollen immer feucht bleiben, aber nicht naß liegen. Nach ein bis zwei Tagen fängt der Keim an zu wachsen, nach drei bis vier Tagen ist er so lang wie das Korn. (Bei Verdacht auf Allergie den Weizen durch Amarant, Quinoa oder ähnliche Körner ersetzen.)

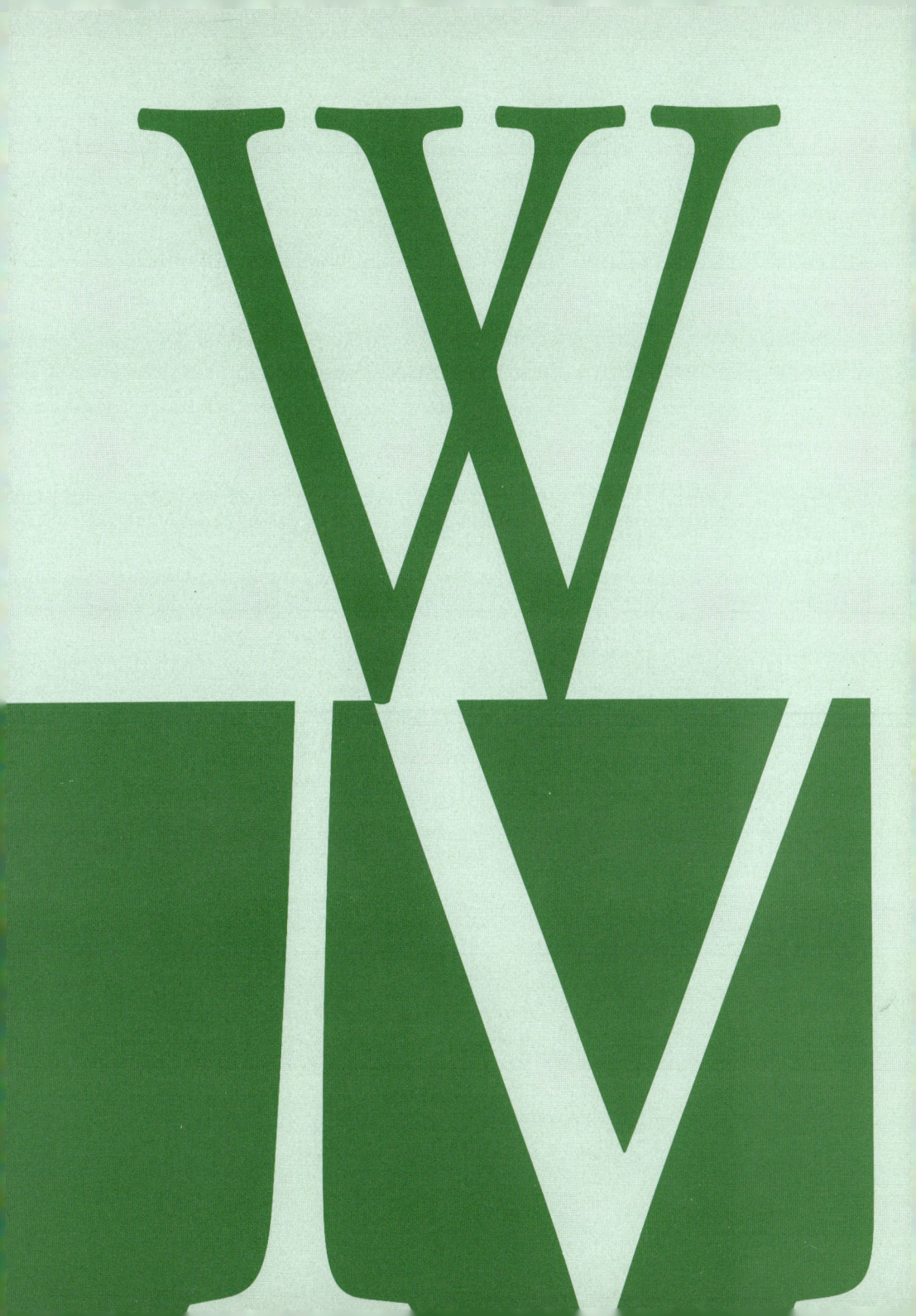

Warzen

Das Auftauchen und Verschwinden von Warzen ist ein Phänomen, über das auch Hautärzte rätseln. Und mitunter greifen manche von ihnen auf die alten »abergläubischen« Mittel zurück und wollen einen eigenartigen Zusammenhang zwischen den Warzen und einer bestimmten unbewußten Seelenbewegung nicht ganz ausschließen.

Unsere Urgroßmütter schworen darauf, daß man bei Vollmond einen Stein vergraben muß, den man zuvor dreimal angespuckt hat, wenn man eine Warze wirklich loshaben wollte. Die modernen ärztlichen Behandlungsmethoden lassen Warzen verschwinden, dafür aber tauchen sie meist an anderen Körperstellen wieder auf. Einfache pflanzliche Mittel scheinen mitunter recht gut zu helfen und sind vergleichsweise leicht anzuwenden.

Gesalzener Zwiebelsaft, mehrmals täglich auf Warzen getupft, läßt diese oft austrocknen. Das gleiche soll gesalzener Saft von Ringelblumen bewirken, als Umschlag aufgelegt. Auch der gelbe Saft des Schöllkrauts, eine Zeitlang mehrmals täglich auf die Warze getupft, läßt diese meist bald verschwinden, ohne daß eine Narbe zurückbleibt. Hat man die Pflanze im Garten, braucht man nur ein Stengelchen abzubrechen, der Saft tritt von allein aus.

MIT SAFT von Zwiebel, Ringelblume oder Schöllkraut betupfen

Wasser

Wasser ist das Element, das Himmel und Erde miteinander verbindet. Es steigt als feiner Dunst von der Erde zum Himmel auf, bildet Wolken und kommt in Form von Regentropfen wieder zur Erde zurück. In vielen religiösen Ritualen auf der ganzen Welt, zum Beispiel auch bei der christlichen Taufe, spielt Wasser eine zentrale Rolle; ebenso in der natürlichen Medizin: innerlich als Mineralwasser, äußerlich für Waschungen, Bäder und Wickel. Der berühmteste »Wasserdoktor« war Pfarrer Sebastian Kneipp, der die Heilkraft des Wassers am eigenen Leib erfahren und erprobt hat, nachdem er von den Ärzten als unheilbar aufgegeben worden war. Kinder können gut zu Hause in der Badewanne kneippkuren und so schon selbst viel für ihre Gesundheit tun: Eine Wanne wird mit kaltem Wasser so gefüllt, daß es fast bis zum Knie reicht. Darin stolziert das Kind wie ein Storch umher – das Bein wird bei jedem Schritt ganz herausgehoben und wieder eingetaucht.

IN DER BADEWANNE kneippkuren

Auch andere äußere Wasseranwendungen wurden in diesem Buch beschrieben (siehe *Bad, Dampfbad, Erkältung, Fieber, Fußbad, Füße, Halsweh, Schnupfen*).

Ein wichtiger Grundsatz für die äußere Anwendung von Wasser ist, daß kaltes Wasser nur auf warme Haut gebracht werden darf. Das heißt, kalte Waschungen oder Wickel werden nur gemacht, wenn das Kind sehr warm ist. Für Babys, besonders in den ersten Lebensmonaten, ist kaltes Wasser jedoch ungünstig. Etwas größere Kinder können schon ausdrücken, ob die Temperatur des Wassers ihnen angenehm ist, und man sollte sie unbedingt ernst dabei nehmen.

Waschungen sind eine angenehme und stärkende Behandlung, die Kindern besonders willkommen ist, wenn sie im Bett liegen müssen. Man braucht dafür eine Schüssel mit kühlem Wasser und einen festen, eher rauhen Waschlappen. Man drückt ihn leicht im Wasser aus und fährt damit, am rechten Handrücken beginnend, den Arm außen bis zur Schulter hoch und innen wieder zur Hand zurück. Dann wird der Waschlappen frisch ausgedrückt, und man macht das gleiche mit dem linken Arm. Danach werden Hals, Brust und Rücken mit wenigen Strichen gewaschen, anschließend das rechte und das linke Bein, zuletzt der Bauch.

Der Waschlappen wird zwischendurch immer frisch ausgedrückt. Die ganze Prozedur dauert nur einige Sekunden, abgetrocknet wird nicht. Am besten liegt das Kind dabei im Bett auf einem Handtuch. Der Unterkörper sollte zugedeckt sein, während der Oberkörper gewaschen wird, und umgekehrt. Das Wasser sollte kühl, aber nicht kalt sein. Die erfrischende Wirkung wird verstärkt, wenn dem Wasser einige Spritzer Obst- oder Salbeiessig zugefügt werden (siehe *Salbei*). Diese Waschung stärkt den Kreislauf und die körpereigene Abwehrkraft.

Für alle äußeren Anwendungen nimmt man einfaches Wasser, wie es aus der Leitung kommt. Für in-

KALTES WASSER nur auf warme Haut

DIESE WASCHUNG stärkt den Kreislauf

GUTES, STILLES MINERALWASSER ist ein natürliches Heilmittel bei Erbrechen und Durchfall: Es wirkt neutralisierend und gleicht den Wasserverlust aus. Bei anhaltendem Brechreiz gibt man alle fünf bis zehn Minuten einen Teelöffel voll.

IM WACHS-TUMSALTER sind die Mineralsalze äußerst wichtig

nere Anwendungen jedoch kommt nur ein gutes Mineralwasser in Frage. Es hat auf seinem Weg durch die Erde bis zur Quelle verschiedene Mineralsalze in sich aufgenommen, die unseren Kindern zugute kommen können. Im Wachstumsalter sind die Mineralsalze äußerst wichtige Elemente. Ein Mineralwasser, das aus anerkannten Heilquellen stammt und dem keine Kohlensäure zugesetzt wurde – also ein »stilles« Mineralwasser –, regelmäßig getrunken, kann bei Kindern durchaus Mangelerscheinungen verhindern.

Wetter

Ob Herbststurm oder Frühlingssonne, für Kinder ist jedes Wetter ein schönes Wetter. Licht, Luft, Sonne, Wind und Regen sind willkommen und anregende Begleiter in Kindertagen. Auch Babys sollten bei jedem Wetter ins Freie gebracht werden. Gerade das Wetter, das wir als Erwachsene als »schlecht« bezeichnen, macht unsere Kinder robust und stärkt ihre Infektionsabwehr. Sie dürfen nur nicht auskühlen dabei. Babys bekommen vielleicht eine Wärmflasche mit in den Kinderwagen. Wenn sie am Körper getragen werden, ist das nicht nötig, dann müssen sie nur von außen gut ge-

RETTICHTEE, Dreijahrestee, Misosuppe

schützt sein. Kinder (und auch Erwachsene) reagieren auf den Wechsel der Jahreszeiten und Wetterumschwünge nicht selten mit leichter Unpäßlichkeit. Das kann durchaus ein positives Zeichen sein: nämlich, daß sich das Kind den geänderten Verhältnissen anpaßt.

Während unsere Medizin gerade erst beginnt, Zusammenhänge der Wetterfühligkeit intensiv zu erforschen, ist dies schon lange ein Thema in der jahrtausendealten chinesischen Medizin. Aus ihrer Sicht ist Wetterfühligkeit ein Zeichen für ein Ungleichgewicht im Organismus, das vor allem durch das Essen wieder harmonisiert werden kann. Man unterscheidet zwischen zwei verschiedenen Arten von Symptomen: Bei leichtem Fieber, schwacher Blase, leichtem Durchfall, Kratzen im Hals gibt man dem Kind warme Fruchtsäfte und geriebenen Apfel mit etwas Honig oder auch Rettichtee.

Dafür wird ein kleiner Rettich fein geraspelt und durch ein Tuch gedrückt. Der so gewonnene Saft wird fast bis zum Kochen erhitzt und mit einigen Tropfen echter Sojasoße gewürzt. (Erst für Kinder ab drei Jahren geeignet).

Hat das Kind jedoch Verstopfung, höheres Fieber oder Husten, kann man ihm den sogenannten Dreijahrestee zubereiten (Bioladen oder Reformhaus) oder eine Misosuppe. Miso ist eine Sojapaste (auch im Bioladen oder Reformhaus erhältlich). Sie schmeckt würzig, etwa wie Maggi. Man rührt einen Eßlöffel Miso in eine Tasse warmes Wasser. Diese würzige Suppe wird von den meisten Kindern (ab dem Kindergartenalter) gern gegessen. Viele mögen Miso auch als gesunden Brotaufstrich (1/2 Teelöffel für ein Butterbrot). Selbstverständlich sind diese Ernährungsvorschläge nur bei kleinen, wetterbedingten Unpäßlichkeiten ausreichend. Bei einer echten Erkrankung des Kindes können sie jedoch die ärztliche Behandlung wirkungsvoll unterstützen.

Wildgemüse

Lange bevor in den Gärten das erste frische Frühjahrsgemüse wächst, laden die eßbaren Wildkräuter zum Sammeln ein. Aus Brennesseln, Löwenzahn, Giersch, Ehrenpreis, Gundelrebe und wie sie alle heißen, lassen sich vorzügliche Gerichte zubereiten.

Ihr Gehalt an Vitaminen, Mineralsalzen und Spurenelementen ist beachtlich und gerade in dieser Jahreszeit so notwendig: Wildgemüse ist bedeutend reicher an Vitalstoffen als Kulturgemüse. In freier Natur wachsen die Pflanzen nur dort, wo sie alles vorfinden, was sie brauchen. Im Kulturland müssen sie mit dem Boden auskommen, auf den sie gepflanzt wurden. Im März, April und Mai ist Wildgemüse am zartesten. Die meisten Sorten kommen recht häufig vor, daher ist es bei einem Frühlingsspaziergang leicht, einen Korb davon zu sammeln. (Umweltbelastete und gedüngte Wiesen meiden!) Hier ein paar Rezepte:

Frühlingskräutersuppe
Gundelrebe, Schafgarbenblätter, Gänseblümchen, Brennessel, Spitzwegerich, Ehrenpreis und Giersch in bunter Mischung sammeln, waschen und ganz fein

WILDGEMÜSE ist reicher an Vitalstoffen

LÖWENZAHNKNOSPEN
Feste, geschlossene Löwenzahnknospen auf einer ungedüngten Wiese sammeln und waschen. In etwas kochendem Salzwasser ein paar Minuten wallen lassen und abgießen. Semmelbrösel in Butter rösten und die Knospen darin schwenken.

schneiden. Auch frischer Majoran, Liebstöckel und Petersilie passen dazu. Mit der doppelten Menge kaltem Wasser ansetzen und einmal kurz aufkochen. Mit etwas Mehl und Butter abbinden, salzen und mit gerösteten Brotwürfeln servieren.

Brennesselspinat
Junge, zarte Brennesseln sammeln (mit Gummihandschuhen!) und gut waschen. Zwiebel kleinschneiden, in Butter andünsten und die feingeschnittenen Brennesseln dazugeben. Bei geschlossenem Topf in wenigen Minuten gar dämpfen und mit in Rahm verquirltem Mehl binden. Das ist eine gesunde Frühjahrskur für Kinder – wobei die Freude am Sammeln natürlich auch schon Spaß macht.

Windelausschlag

Jedes Baby bekommt irgendwann einmal einen wunden Po. Das beste Gegenmittel ist Luft, das heißt, es darf, so oft es nur irgend geht, »offen« liegen. Natürlich nur im Warmen. Außerdem gibt es verschiedene Wundsalben, die rasch helfen (Calendulasalbe, Beinwellsalbe). Sie werden bei jedem Wechseln der Windeln dünn und ganz behutsam auf die betroffenen Stellen aufgetragen. Heilt der Ausschlag trotz Behandlung nicht ab, muß der Kinderarzt klären, ob es sich um eine Pilzinfektion handelt, die mit Medikamenten angegangen werden muß. Es gibt auch besonders hautempfindliche Babys, die trotz liebevoller Pflege immer wieder wund werden. Hier genügt es dann nicht, den Ausschlag nur von Fall zu Fall zu behandeln.

Man muß etwas an der Wickelmethode ändern. Wird das Baby mit Stoffwindeln gewickelt, kann es sein, daß es das Waschmittel nicht verträgt. Vielleicht hilft es dann schon, die Marke zu wechseln. Auch empfiehlt es sich, die Stoffwindeln noch sorgfältiger als bisher auszuspülen. Bei Höschenwindeln können es die darin enthaltenen Duftstoffe sein, auf die das Baby allergisch reagiert. Auch hier sollte man ausprobieren, ob das Kind eine andere Marke besser verträgt.

Ganz besonders empfindlichen Babys kann man tagsüber statt der Plastikwindelhose (sie führen – so praktisch sie auch sind – zu einem Luft- und Wärmestau, der die Hautempfindlichkeit fördert) ein Höschen aus naturbelassener Wolle über die Stoff- oder Papierwindel ziehen. Naturbelassene Wolle stoppt durch ihren natürlichen Fettgehalt die Feuchtigkeit,

BEI HAUTPROBLEMEN die Wickelmethode ändern

HÖSCHEN aus Naturwolle sind hautfreundlicher als Plastik

aber nicht die Luft (siehe Wolle). Ein hautempfindliches Baby muß natürlich häufiger gewickelt werden. Zum Reinigen nimmt man am besten warmen Schafgarbentee: 1 Teelöffel getrocknete Schafgarbe mit 1 Tasse kochendem Wasser überbrühen, zehn Minuten ziehen lassen, abseihen und abkühlen lassen. Täglich frisch bereiten. Mit Creme und Öl sollte man bei einem empfindlichen Baby sparsam umgehen, denn dadurch entsteht eine Fettschicht, die zwar Feuchtigkeit abschirmt, aber auch Luft abhält, was manche Babys schlechter vertragen als Feuchtigkeit.

Wolle

Wolle ist wie Seide (siehe *Seide*) eine Textilfaser tierischer Herkunft. Sie unterstützt die Hautfunktionen, weil sie Temperaturunterschiede ausgleicht, Schweiß aufnimmt und an der Luft verdunstet. Mit dem Schweiß ausgeschiedene Giftstoffe baut sie ab. Sie ist optimal luftdurchlässig, verhindert also Luft- und Wärmestau. Die Durchblutung und der Stoffwechsel der Haut werden angeregt und so die Abwehrkraft gesteigert. Wegen all dieser Eigenschaften sind Hemdchen aus reiner, feiner Schafschurwolle eine Wohltat fürs Baby. Sie liegen im Preis etwas höher als Baumwollhemdchen, aber die Anschaffung lohnt sich. Auch Strümpfe und Strumpfhosen sollten zumindest einen hohen Wollanteil haben. In naturbelassener Wolle ist Wollfett enthalten, das als Barriere gegen Nässe wirkt. Daher eignen sich Höschen aus unbehandelter Wolle durchaus als Windelhosen (siehe *Windelausschlag*). Auch fürs Kinderbett sind Wolldecken und -kissen empfehlenswerter als Federbetten, da diese auch die Luft stauen.

Würmer

Es gibt drei Arten von Würmern, die sich im menschlichen Darm ansiedeln können: Madenwürmer, Spulwürmer und Bandwürmer.

Madenwürmer siedeln sich vorwiegend im unteren Dickdarm an und werden durch den Genuß von rohem Gemüse oder Obst übertragen. Das kann vermieden werden: Obst und Gemüse, das man roh verzehren will, für eine Minute in Salzwasser legen, danach gründlich spülen. Die Wurmeier lösen sich dabei.

Madenwürmer erkennt man im Stuhlgang, sie sehen aus wie kurze, dünne, weiße Fäden. Ein von

WOLLE IST optimal luftdurchlässig – da atmet die Haut auf

OBST UND GEMÜSE für eine Minute in Salzwasser legen

MIT WÜRMERN befallene Kinder neigen zu Bauchschmerzen

Würmern befallenes Kind wird wahrscheinlich unter nervöser Unruhe und Schlafstörungen leiden und eventuell dunkle Augenringe aufweisen. Madenwürmer sterben normalerweise nach einigen Wochen von selbst ab, vorausgesetzt, das Kind infiziert sich nicht selbst immer wieder: wenn es sich im Schlaf wegen des Juckreizes am Po kratzt und später die Hände in die Nähe des Mundes bringt. Zur Vorbeugung könnte man ihm nachts vorübergehend eine engsitzende Badehose anziehen. Auch sollte man auf peinliche Sauberkeit achten: Die Hände müssen vor jedem Essen mit Seife gewaschen und auch die Nägel gebürstet werden. Häufiger Wäschewechsel sollte die Maßnahmen begleiten.

Spulwürmer sind ca. 10 cm lang und leben vorwiegend im Dünndarm. Auch sie werden durch rohes Gemüse übertragen, was wie bei den Madenwürmern durch kurzes Einlegen in Salzwasser verhindert werden kann. Befallene Kinder neigen zu Bauchschmerzen bis hin zu Koliken, Brechreiz, Durchfall oder Verstopfung. Es kann auch sein, daß sie sich matt und nervös fühlen und dunkle Augenringe aufweisen. Wer davor zurückscheut, ein ärztlich verordnetes Wurmmittel zu geben, kann es für ca. zwei Wochen mit rohem Knoblauch (zum Beispiel in Quark oder Salat) und sehr viel rohen Möhren (2 bis 3 vor jedem Essen) versuchen. Als wurmtreibendes Mittel bei Madenwürmern wie bei Spulwürmern eignet sich Wermut. Man trinkt fünf Tage lang morgens auf nüchternen Magen 1 Tasse leichten Wermuttee. Dazu übergießt man eine Prise Wermutblätter mit 1 Tasse kochendem Wasser, läßt kurz ziehen und seiht es dann ab. Mit der gleichen Flüssigkeit kann man auch ein Papiertüchlein tränken und regelmäßig den Po des Kindes damit abwaschen.

Bandwürmer verursachen einen geradezu unmäßigen Appetit, und zwar über längere Zeit. Ihre Übertragung findet durch den Genuß von rohem oder nicht durchgegartem Schweine, Rinder- oder Fischfleisch statt sowie durch Berührung mit Hunden oder Hundekot (zum Beispiel in öffentlichen Sandkästen). Eigene Hunde kann man tierärztlich kontrollieren lassen. Die alten Methoden der Volksheilkunde sind so aufwendig und kompliziert, daß man für die Behandlung eines Bandwurms besser einen Arzt konsultiert. Sinnvoll unterstützt wird sie durch den Genuß von viel rohen Möhren.

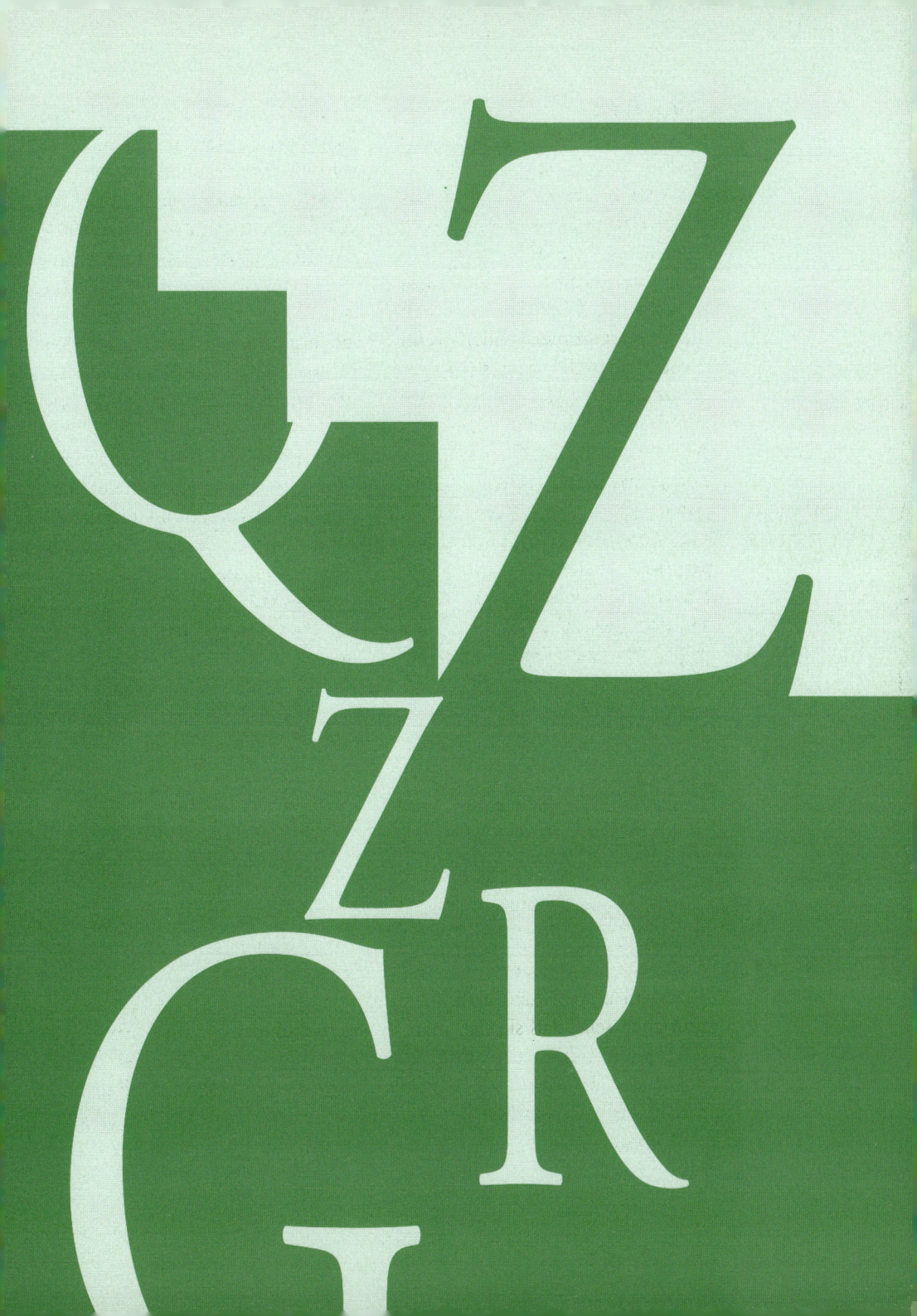

Zahnen

Egal, wann der erste Zahn erscheint, schon eine Woche früher können die begleitenden Symptome auftreten: rote, heiße Bäckchen, vemehrter Speichelfluß, Husten, Durchfall und Fieber. Auch bei sonst gesunden Babys sind das oft beobachtete Erscheinungen beim Zahnen. Sogar zu Bindehautentzündung kann es kommen, wenn die Eckzähne durchtreten, deshalb werden sie im Volksmund auch »Augenzähne« genannt.

Das sicherste Zeichen ist ein empfindliches, mitunter sogar geschwollenes und entzündetes Zahnfleisch. In diesem Stadium haben Babys ein starkes Verlangen, alles Erreichbare in den Mund zu stecken und darauf herumzukauen. Dabei können sie sich aber auch – je nachdem, was sie gerade erwischen – sehr weh tun: Weil das Zahnfleisch so empfindlich ist, fangen sie plötzlich heftig an zu weinen. Man kann einiges tun, um dem Kind diesen ganzen Prozeß etwas zu erleichtern. Vitamin B, vor allem B_6, lindert die Beschwerden allgemein. Es ist enthalten in Vollkornprodukten (siehe *Vollkorn*), Hefe, Sesam, Soja und grünem Gemüse. Stillende Mütter geben es ihrem Baby automatisch in der Milch weiter, wenn sie sich selbst entsprechend ernähren. Ansonsten kann man mit dem Kinderarzt darüber sprechen, ob die Flaschennahrung mit B_6 angereichert werden soll. Am besten gibt man eine Messerspitze voll Edelhefe (Hefeflocken) ins Fläschchen, nicht mehr, sonst verursacht sie Blähungen.

Von den Heilkräutern hilft am meisten die Kamille. Man gibt dem Baby Kamillentee zum Trinken, oder man pinselt das Zahnfleisch häufig mit starkem Kamillentee ein, oder man verwendet Kamillekügelchen: Chamomilla D30, Globuli (Apotheke). Das sind winzige weiße Kügelchen, von denen man etwa alle dreißig Minuten zwei bis drei zwischen Zahnfleisch und Wange legt, dort-

STARK VEMEHRTER SPEICHELFLUSS kündigt meist ein Zähnchen an

CHAMOMILLA D30, Globuli – eine bewährte Zahnungshilfe.

NAPOLEON I. UND DIE ÖSTERREICHISCHE KAISERIN SISSI hatten angeblich schon bei der Geburt Zähne im Mund. »Normale« Babys fangen frühestens im vierten und fünften Monat mit dem Zahnen an, meist aber erst zwischen dem sechsten und achten Monat.

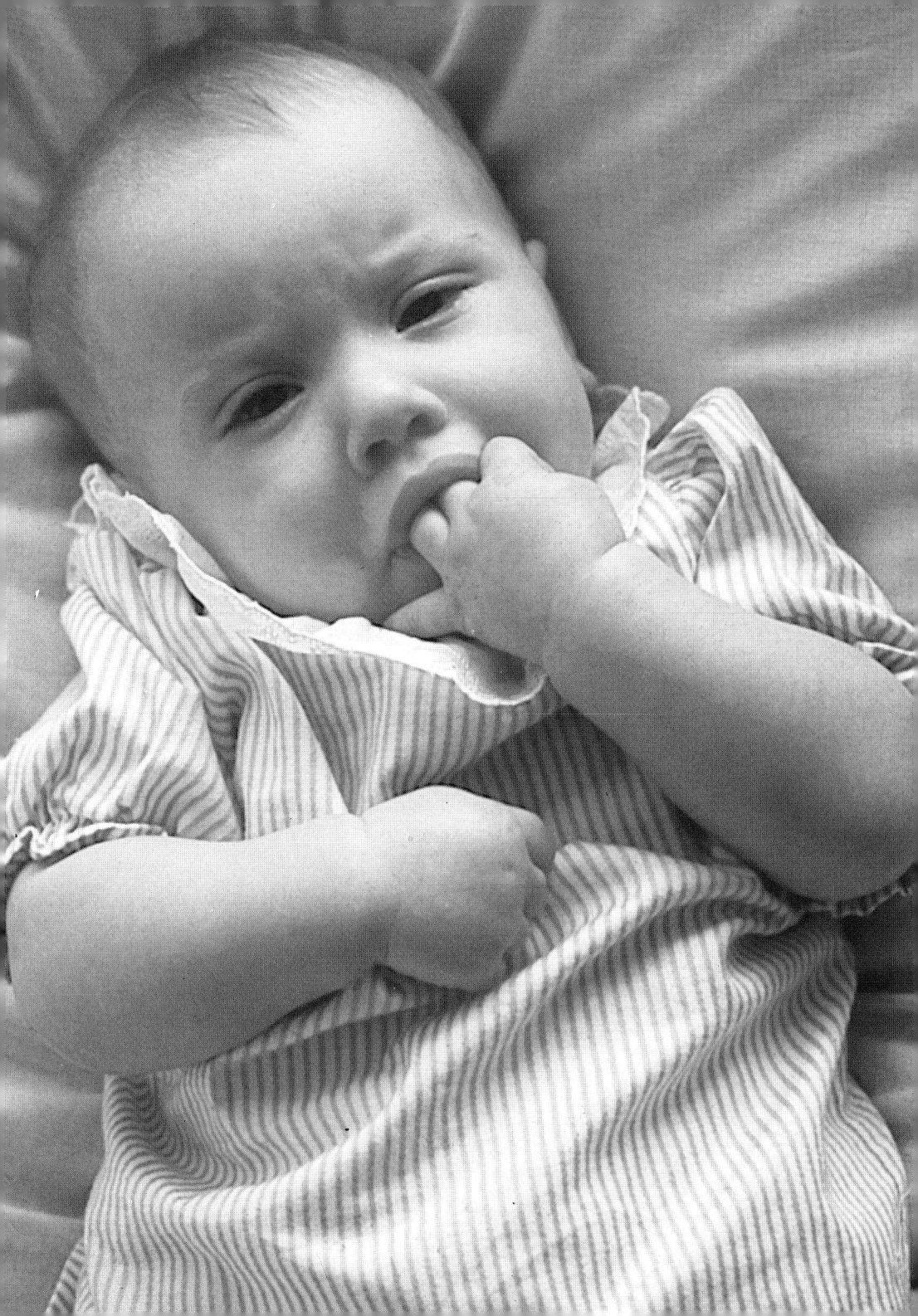

FENCHEL-STENGEL wirken beruhigend

DEN MUND mit Salbeitee spülen

hin, wo es am wundesten aussieht. Um das enorme Kaubedürfnis der zahnenden Babys zu stillen, haben Mütter in allen Kulturen und zu allen Zeiten irgendwelche Wurzeln oder besondere Hölzer gefunden, die beruhigende und schmerzlindernde Substanzen abgeben, wenn das Kind darauf kaut. Bei uns war die Veilchenwurzel (*Rhizoma iridis*, siehe *Veilchen*) das traditionelle Mittel; sie ist leider vor einiger Zeit aus Hygienegründen vom Markt genommen worden, zugunsten von wirkstofflosen, aber leicht sauberzuhaltenden Plastik-Zahnhilfen.

Auch Fenchelstengel wirken leicht beruhigend auf das Zahnfleisch, aber manche Kinder mögen den Geschmack nicht. Nicht unbedingt schmerzstillend, aber angenehm zum Kauen sind auch Möhren, Selleriestücke, Apfelschnitze, feste Brotrinden und dergleichen. Da das Baby seine Nahrung noch lange nicht selber kauen kann, auch wenn die ersten Zähnchen schon da sind, ist dieses Kauen auf Wurzeln oder festen, altbackenen Brotstücken eine wichtige Übung, die ruhig zur Gewohnheit werden darf, auch über die Zahnungszeit hinaus. Aber Vorsicht: Das Baby könnte einmal ein Stückchen abbeißen und sich daran verschlucken.

Zahnweh

Als Erste Hilfe bei Zahnweh dient ein normaler Kamillenteebeutel. Man hält ihn in ein Sieb über Wasserdampf, bis er ganz durchfeuchtet ist, und legt ihn dann als Kompresse zwischen Zahnfleisch und Wange auf den schmerzenden Zahn. Auch Nelkenöl (Apotheke), mit einem Wattestäbchen auf Zahn und Zahnfleisch getupft, tut gut. Wenn man kein Nelkenöl im Haus hat, kann man statt dessen auch eine einfache Gewürznelke weichkauen und sie so auf die schmerzende Stelle legen.

Wenn das Zahnfleisch einmal entzündet ist, läßt man Mundspülungen mit Salbeitee machen. Größere Kinder können auch Salbeiblätter zerkauen (siehe *Salbei*) oder zerkleinerte Salbeiblätter zwischen Zahnfleisch und Backe legen. (Sollte das Zahnfleisch häufig entzündet sein, muß natürlich die Ursache gesucht und behandelt werden.) Damit es nicht erst zu Zahnweh kommt, müssen die Zähne nicht nur durch regelmäßiges Putzen gepflegt werden, sondern sollten auch von »innen« her, durch eine kalziumreiche Ernährung gestärkt werden. Kalziumreich sind Quark und Käse sowie Vollkorn, Nüsse und Samen. Ein gutes Ergänzungsmittel für Kinder mit anfälligen Zähnen ist Aufbaukalk in Puderform, der in der Apotheke erhältlich ist (Weleda).

Zitrone

So süß wie die Zitronenblüten duften, so sauer sind die Früchte. Zitronensaft ist, wie der Saft aller Zitrusfrüchte, reich an Vitamin C. Deshalb ist eine »heiße Zitrone« gerade im Winter ein geeignetes Getränk. Dafür wird frisch ausgepreßter Zitronensaft mit gut trinkwarmem Wasser verdünnt und mit Honig gesüßt.

Auch an Rohkost und Salate kann Kindern regelmäßig ein wenig Zitronensaft gegeben werden. Wenn man unbehandelte Zitronen hat, sollte man die Schalen kleinschneiden und trocknen, weil sich daraus ein vorzüglicher Erkältungstee kochen läßt. Bei Bedarf werden sie im Mörser oder in der Kaffeemühle (ohne Kaffeespuren!) pulverisiert und sofort in heißem Wasser aufgelöst. Für eine Tasse nimmt man einen gestrichenen Teelöffel Zitronenpulver. Danach noch durch ein feines Sieb oder Filterpapier seihen und eventuell mit Honig süßen.

Immer wenn man ein Kind mit Wickeln behandelt – Wadenwickel, Hals- oder Brustwickel –, ist die Zitrone eine wertvolle Zugabe zum Wasser. Sie wird unter Wasser durchgeschnitten (bei heißem Wasser mit Messer und Gabel), jede Hälfte nochmals kreuzweise eingeschnitten und ausgedrückt. Auf diese Weise geht das leicht lösliche ätherische Öl aus der Schale nicht verloren. Auch hierfür können nur ungespritzte und ungewachste Zitronen verwendet werden.

Zecken

Um eine Zecke zu entfernen »tränkt« man die Stelle entweder mit Öl und wartet, bis die Zecke von alleine abfällt, weil ihre Atmung vom Öl behindert wird. Oder man gibt ein paar Tropfen einfachen Kleber auf die Zecke und die sie umgebende Haut und zieht den entstehenden Film nach fünf bis zehn Minuten mitsamt der Zecke ab. Zecken können Meningitiserreger übertragen, die die gefürchtete Gehirnhautentzündung hervorrufen. Dagegen gibt es eine homöopathische Behandlung, die zur Vorbeugung durchgeführt werden kann (FSME-Nosode). Fragen Sie Ihren Homöopathen danach, wenn Sie in einer entsprechenden Gegend wohnen.

DIE UNGESPRITZTEN SCHALEN kleinschneiden und trocknen für Zitronentee

Zwiebel

Die Heilkräfte der Zwiebel sind in der Volksmedizin altbekannt. Kleine Kinder mögen sie zwar überhaupt nicht gern essen, aber sie entwickelt ihre Stärke auch in Umschlägen und Wickeln sowie als Serum (siehe *Erkältung*).

Roh aufgelegt, zieht sie Hitze an und leitet sie ab. Das tut gut bei Kopfweh, Entzündungen und Insektenstichen. Sie wird dazu einfach fein gehackt, in Verbandmull oder eine Mullwindel eingeschlagen und aufgelegt. Damit sie nicht die Augen reizt, kann sie vorher in der trockenen Pfanne leicht erhitzt werden. Die genaue Anwendung wurde bereits unter *Erste Hilfe*, *Kopfweh* und *Ohrenweh* beschrieben.

Hier noch zwei weitere Rezepte aus der Volksheilkunde: Gehackte Zwiebeln in Schmalz ausbraten und das Ganze so warm wie möglich als Brustwickel auflegen – das soll hart gewordenen Schleim lösen und mitunter sogar Lungenentzündung verhindern. Stündlich erneuern. Bei Grippe 3 bis 5 Zwiebelscheiben um Hals und Nacken wickeln; halbstündlich erneuern.

DIE ZWIEBEL hilft Kindern in Umschlägen und Wickeln

Register

A
Absud 6
Abwehrkraft 10
After-Sun-Lotion 129
Akupressur 10 f.
Allergie 11 f.
Angst 12
Ansteckung 10
Apfel 12 f.
Appetit 13 f.
Arnika 14 f.
Atem 15
Aufguß 6 f.
Augen 15 f.
Augentrost 15

B
Baby-Massage 18
Bach Blütentherapie 18 f.
Bad 19
Baldrian 20
Bauchweh 20 f.
Beeren 21
Bergamotte 35
Beruhigung 21 f.
Bett 22 f.
Bettnässen 73
Beule 23
Blähungen 23 f.
Blase 24
Brandwunde 24 f.
Brechreiz 25 f.
Brei 26
Brennessel 27 f.
Brombeerblätter 36
Brustwickel 28

C, D
Calendula 30 f.
Datteln 31 f.
Daumenlutschen 32
Diät 32 ff.
Duft 34 f.
Durchfall 35 f., 63

E
Echinacea 38
Einreibungen 38 f.
Entspannung 39
Epidemie 40
Erbrechen 40 f.
Erdbeeren 41
Erkältung 41 ff.
Erkältungskrankheiten, beginnende 142
Erste Hilfe 43 f.

F
Farben 46
Fenchel 46 f.
Fieber 47 ff.
Frauenmantel 19
Frühjahrskur 49 f.
Fußbad 50 f.
Füße 51

G
Gemüse 54
Getränke 54 f.
Gewicht 56
Gewürze 56 f.
Gurgeln 57 f.

H
Haare 60
Halsentzündungen 57
Halsweh 60 f.
Hausapotheke 61
Haut 61 f.
Heidelbeeren 62 f.
Heilerde 63
Heiserkeit 63 f.
Heublumen 64
Heublumenbäder 39
Hitze 64 ff.
Holunder 66
Homöopathie 67 f.
homöopathische Mittel 25
Honig 68 f.
Honigsorten, heilsame 69
Huflattich 69
Husten 70

I, J
Insektenstiche 72
Jahreszeiten 72 f.
Johanniskraut 19, 73
Johannisöl 74
Juckreiz 74

K
Kamille 35, 75
Kinderkrankheiten 75 ff.
Kolik 77 f.
Konzentration 78 f.
Kopfschmerz siehe Kopfweh
Kopfweh 79
Koriander 35
Krankenzimmer lüften 77
Kümmel 35

L
Lavendel 19, 35
Lavendelöl 82 f.
Leinsamen 83
Lindenblüten 83 f.
Lippen 84
Löwenzahnknospen 149

M
Magen-Darm-Störung 86 f.
Majoran 35
Majoranbutter 87
Mandelentzündung 87 f.
Mandelmilch 89
Märchen 89 f.
Masern 76
Massage 90 f.
Massageöl, entspannendes 90
Melisse 91 f., 35
Milchschorf 92 f.
Mineralstoffe 93 f.
Mineralwasser 147
Mücken 94 f.
Müdigkeit 95 f.
Mumps 77
Musik 96 ff.
Müsli 98

N
Nabelkolik 100
Nacht 100 f.
Nacktheit 101
Nasenbluten 102
Nerven 102 ff.
Nervosität 103
Nüsse 104

O
Obst 106
Obstessig 106 f.
Obstsäfte 107
Ohrenweh 107 f.
Öl 7

P
Pfefferminze 110
Pinie 35
Platzwunde 110
Pomeranzen 14
Prellung 110 f.
Pseudokrupp 111 f.

Q, R
Quark 112 ff.
Rettich 116
Rettichhonig 116
Rizinus 116 f.
Rohkost 117
Rosenelixier 117
Rosenessenz 35
Roßkastanienblütentinktur 74
Rosmarin 35, 117 f.
Rosmarinbad 131
Röteln 76

S
Saft 120
Salbe 7 f.
Salbei 35, 120 f.
Sanddorn 121 f.
Sauna 122
Schafgarbe 19
Scharlach 76 f.
Schlaf 122 f.
Schlafstörung 123 f.
Schlehe 124
Schluckauf 124 f.
Schmerz 125 f.
Schnupfen 126 f.
Schwindelgefühl 127
Schwitzen 127 f.
Seide 128
Sesam 128 f.
Sonne 129 f.
Spitzwegerich 130
Stärkung 130 f.
Stiefmütterchen 131 f.
Süßigkeiten 132

T
Tee 8
Tee, wärmender 128
Teekräuter 134 f.
Thymian 19, 35, 135
Tinktur 8
Traubenkur 135 f.

U, V
Umschläge 138
Veilchen 139
Verbena 139
Verdauung 139 f.
Verstopfung 140
Vitamin-Cocktail 120
Vitamine 141 ff.
Vollkorn 143 f.

W
Warzen 146
Wasser 146 ff.
Wetter 148 f.
Wildgemüse 149 f.
Windelausschlag 150 f.
Windpocken 76
Wolle 151
Würmer 151 f.

Y, Z
Ysop 35
Zahnen 154 ff.
Zahnweh 156 f.
Zecken 157
Zitrone 157
Zwiebel 158
Zwiebelsirup 42

MOSAIK RATGEBER ...denn Kompetenz ist die beste Hilfe

Heike Bettendorf
Wassergymnastik
Das ideale Trainingsprogramm für Gesundheit, Figur und Kondition. Effektiv und schonend.
96 Seiten, 80 s/w-Fotos, 85 Zeichnungen
ISBN 3-576-10601-4

Sanfte Bewegungen unter Wasser stärken die Muskeln, machen das Gewebe straff und elastisch, bringen Atmung und Kreislauf in Schwung - und schonen Sehnen und Gelenke. Dieses effektive Übungsprogramm trainiert den ganzen Körper, macht ihn fit und schön. Für Menschen jeder Altersgruppe.

Sabine Schwabenthan / Vivian Weigert
Natürliche Heilmittel für Kinder
Damit Ihr Kind sich wohlfühlt. Wickel, Kompressen, Kräuter-Rezepte, Packungen, Güsse und Bäder.
160 Seiten, 10 s/w-Fotos
ISBN 3-576-10606-5

Bei kleineren Verletzungen und leichten Erkrankungen von Kindern sind Hausmittel schonender als Medizin. Das erfolgreiche Autorenteam Schwabenthan/Weigert hat eine Sammlung dieser altüberlieferten Naturheilweisen und Rezepturen zusammengestellt. Ein Ratgeber für verantwortungsbewußte Eltern.

Janet Balaskas
Massage für Schwangere
Die natürliche Vorbereitung auf die Geburt. Massage, Ernährung, Yoga und Gymnastik.
96 Seiten, 10 s/w-Foto, 55 Zeichnungen
ISBN 3-576-10607-3

Beinahe jede werdende Mutter setzt sich während der Schwangerschaft intensiv mit sich und ihrem Körper auseinander. Janet Balaskas bietet in ihrem Buch erprobte Massage-, Yoga- und andere Körperübungen an, einfühlsam und leicht verständlich.

Christine Brasch/Inga-Maria Richberg
Schwanger mit Leib und Seele
Der ehrliche Ratgeber für die aufregendsten neun Monate. Gefühle, Hoffnungen, Vorsorge, Geburt, Wochenbett.
160 Seiten
ISBN 3-576-10609-X

Dieser Ratgeber stellt die Gefühle werdender Eltern in den Mittelpunkt. Anliegen der Autorinnen ist es, direkt und ehrlich über Unsicherheiten, Probleme und Zweifel zu informieren, denen werdende Eltern während einer Schwangerschaft und in der Zeit nach der Geburt ausgesetzt sind. Sie zeigen, wie beide Partner mit diesen normalen, sogar notwendigen Ängsten umgehen und sich gegenseitig helfen können.

Peter Walker
Babymassage
Körperliches und seelisches Wohlbefinden für Ihr Baby. Hilfe bei Schlafbeschwerden, Blähungen, kleinen Wehwehchen.
96 Seiten, 10 s/w-Fotos, 97 Zeichnungen
ISBN 3-576-10608-1

Die einzelnen Massagetechniken in diesem Handbuch folgen der natürlichen Entwicklung von Babies, so daß Eltern den Band fortlaufend benutzen können. Detaillierte Illustrationen zeigen genau, wie die Babymassage richtig ausgeführt wird.

Dorothea Kammerer
Die lieben Geschwister
Ihre Rivalitäten verstehen - ihren Zusammenhalt stärken
128 Seiten, 10 s/w-Fotos
ISBN 3-576-10610-3

Hier finden Sie kompetenten Rat, wenn es um Geschwisterrivalitäten und Rollenverteilung geht, um die eigene (Un-)Gerechtigkeit oder „Lieblingskinder". Ein praxisnahes Buch mit vielen realistischen Beispielen und fundiertem pädagogischem Hintergrund.

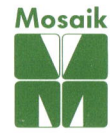

Mosaik

Erhältlich überall dort, wo es Bücher gibt.